Pneumologisches Kolloquium 4

Pneumologisches Kolloquium 4

Asthma bronchiale

Herausgegeben von

Dietrich Nolte und Peter Dorow

mit Beiträgen von

J. Barth, G. Fruhmann, S. Jeep, J. Kleine-Tebbe, J. Knöller, W. König, F. Kummer, G. Kunkel, K. Lanser, H. W. Möllmann, W. Petro, W. Schönfeld, U. Wahn, R. Wettengel

Walter de Gruyter
Berlin · New York 1988

Professor Dr. med. Dietrich Nolte
II. Medizinische Abteilung,
Städtisches Krankenhaus,
Riedelstr. 5,
8230 Bad Reichenhall

Professor Dr. med. Peter Dorow
Pneumologischer Funktionsbereich,
Universitätsklinikum Charlottenburg,
Spandauer Damm 130,
1000 Berlin 19

Das Buch enthält 45 Abbildungen und 46 Tabellen

CIP-Titelaufnahme der Deutschen Bibliothek

Asthma bronchiale / hrsg. von Dietrich Nolte u. Peter Dorow.
Mit Beitr. von J. Barth ... – Berlin ; New York : de Gruyter,
1988
(Pneumologisches Kolloquium ; 4)
ISBN 3-11-011576-X
NE: Nolte, Dietrich [Hrsg.]; Barth, J. [Mitverf.]; Pneumologisches
Kolloquium: Pneumologisches Kolloquium

Satz und Druck: Wagner GmbH, Nördlingen
Bindung: Lüderitz & Bauer GmbH, Berlin
Umschlagentwurf: Rudolf Hübler, Berlin.

Vorwort

Ein so vielschichtiges und komplexes Krankheitsbild wie das Asthma bronchiale läßt sich zwangsläufig im Rahmen eines eintägigen Symposiums nicht umfassend oder gar erschöpfend behandeln. Dies war auch von vornherein nicht das Ziel des 6. Charlottenburger Gesprächs vom 9. Mai 1987; vielmehr sollte der Akzent in erster Linie auf Hauptthemen beruhen, die vom wissenschaftlich-theoretischen wie vom praktisch-klinischen Standpunkt besonderes Interesse versprachen und deren gemeinsame Diskussion angesichts vieler widersprüchlicher Untersuchungsbefunde der letzten Jahre reizvoll genug sein mußte. Die Beiträge dieses Verhandlungsberichts gelten im pathophysiologischen Teil der bronchialen Hyperreaktivität, den immunologischen Prozessen, den Mediatoren der Entzündung wie den Mechanismen der Bronchialobstruktion. Im klinischen Teil werden die einzelnen Asthmaformen einschließlich Berufsasthma und Asthma im Kindesalter abgehandelt und die für die Diagnose des Asthma bronchiale wichtigsten Methoden in Form eines Stufenprogramms dargestellt. Der Therapieteil reicht von der spezifischen Hyposensibilisierung über die Antiallergika und Antihistaminika zu den Bronchospasmolytika und Glukokortikoiden.
Eine kurze und knappe Antwort auf die Frage, was Asthma eigentlich ist und wie es entsteht, hat letztlich auch dieses Symposium nicht geben können; zu vieles ist noch Theorie, Hypothese oder gar Glaubenssache. Einigkeit besteht aber immerhin darin, daß Asthma auf einer variablen und reversiblen Atemwegsobstruktion infolge einer bronchialen Hyperreaktivität beruht, deren morphologisches und pathophysiologisches Substrat heute in einer Entzündung der Bronchialschleimhaut zu sehen ist. Folgerichtig muß künftig der antiinflammatorischen Therapie ein höherer Stellenwert als bisher eingeräumt werden.
Wenn ein Verhandlungsbericht innerhalb weniger Monate erscheinen kann, so ist dies immer ein Verdienst der Referenten und des Verlages zugleich. Beiden sei an dieser Stelle noch einmal herzlich gedankt!

Dietrich Nolte | Peter Dorow

Inhalt

Autorenverzeichnis

Dr. J. Barth
Medizinische Universitätsklinik, Krankenanstalten Bergmannsheil, Hunscheidtstr. 1, 4630 Bochum 1

Prof. Dr. P. Dorow
Pneumologischer Funktionsbereich, Universitätsklinikum Charlottenburg, Spandauer Damm 130, 1000 Berlin 19

Prof. Dr. G. Fruhmann
Institut und Poliklinik für Arbeitsmedizin der Universität München, Ziemssenstr. 1, 8000 München 2, und Pneumolog. Abtlg. d. Med. Klinik, Klinikum Großhadern der Universität, Marchioninistr. 15, 8000 München 70

Dr. S. Jeep
Abteilung Klinische Immunologie und Asthma-Poliklinik der Freien Universität, Augustenburger Platz 1, 1000 Berlin 65

Dr. J. Kleine-Tebbe
Abteilung Klinische Immunologie und Asthma-Poliklinik der Freien Universität, Augustenburger Platz 1, 1000 Berlin 65

Dr. J. Knöller
Institut für Medizinische Mikrobiologie und Immunologie der Ruhr-Universität, Universitätsstr. 150, 4630 Bochum 1

Prof. Dr. W. König
Institut für Medizinische Mikrobiologie und Immunologie der Ruhr-Universität, Universitätsstr. 150, 4630 Bochum 1

Prof. Dr. F. Kummer
2. Innere Abteilung, Wilhelminenspital, Montleart-Str. 37, A-1171 Wien

Prof. Dr. G. Kunkel
Abteilung Klinische Immunologie und Asthma-Poliklinik der Freien Universität, Augustenburger Platz 1, 1000 Berlin 65

Prof. Dr. K. Lanser
Pneumologische Klinik/Obernbergklinik, 4902 Bad Salzuflen

Prof. Dr. H. W. Möllmann
Medizinische Universitätsklinik, Krankenanstalten Bergmannsheil, Hunscheidtstr. 1, 4630 Bochum 1

Prof. Dr. D. Nolte
II. Medizinische Abteilung, Städtisches Krankenhaus, Riedelstr. 5, 8230 Bad Reichenhall

Priv.-Doz. Dr. W. Petro
Klinik Bad Reichenhall der LVA Niederbayern/Oberpfalz, Fachklinik für Krankheiten der Atmungsorgane, Salzburger Str. 9, 8230 Bad Reichenhall

Dr. W. Schönfeld
Institut für Medizinische Mikrobiologie und Immunologie der Ruhr-Universität, Universitätsstr. 150, 4630 Bochum 1

Prof. Dr. U. Wahn
Kinderklinik und Poliklinik, Kaiserin-Auguste-Victoria-Haus, Universitätsklinikum Charlottenburg, Spandauer Damm 130, 1000 Berlin 19

Prof. Dr. R. Wettengel
Karl-Hansen-Klinik für Atemwegserkrankungen und Allergie, Antoniusstr. 19, 4792 Bad Lippspringe

Pathogenese der bronchialen Hyperreaktivität

D. Nolte

Einführung

„Asthma ist eine variable und reversible Atemwegsobstruktion infolge Entzündung und Hyperreaktivität der Atemwege" [43]. Zur Asthma-Diagnose gehört somit der Nachweis einer bronchialen Hyperreaktivität, der entweder durch die charakteristischen zirkadianen Oszillationen im Peakflow-Protokoll des Patienten allein oder durch einen zusätzlichen unspezifischen bronchialen Provokationstest erbracht werden kann. Klinisch äußert sich die Hyperreaktivität des Asthma-Patienten in einer überschießenden Reaktion auf thermische Reize (kalte Luft), mechanische Reize (Staub), chemische Reize (O_3, SO_2, NO_x) oder pharmakodynamische Reize (Histamin, Acetylcholin, Metacholin, Carbachol, Prostaglandine, Leukotriene, Kinine, Beta-Rezeptorenblocker); manche Patienten reagieren auch schon auf einfache körperliche Belastung („exercise-induced bronchoconstriction").

Die Pathogenese der bronchialen Hyperreaktivität (Synonyma: Hyperreagibilität, Hypersensibilität, Hypersensitivität, Hyperirritabilität, überempfindliches Bronchialsystem) ist letztlich bis heute immer noch ein Rätsel [Übersichten bei 7, 12, 41, 43, 44]. Grundsätzlich kann man zwischen einer genetisch bedingten und einer durch Umweltfaktoren erworbenen Hyperreaktivität unterscheiden, wobei die Differenzierung zwischen diesen beiden Möglichkeiten bei einem Patienten nur selten möglich sein dürfte. Unabhängig von dieser Frage gibt es auch hinsichtlich der entscheidenden pathogenetischen Faktoren und über den maßgeblichen Ort der Störung aufgrund der bislang vorliegenden experimentellen und klinischen Ergebnisse kein klares Bild. Theoretisch können folgende Faktoren beteiligt sein:

- Kontraktilität der Bronchialmuskulatur,
- pharmakologische Rezeptoren der Muskelzellen,
- Neurorezeptoren (irritant receptors, C-Fasern),
- Entzündungsmediatoren und Neuropeptide,
- Bronchialepithelzellen, tight junctions.

Pneumologisches Kolloquium 4

Biochemie des glatten Bronchialmuskeltonus

Wenn derart viele unterschiedliche exogene Reize zur gleichen einförmigen Reaktion einer Bronchokonstriktion führen, so ist zwangsläufig zunächst einmal an eine Störung im Bereich des Zielorgans, nämlich der glatten Bronchialmuskulatur, zu denken. Die experimentellen Befunde zu dieser Frage sind jedoch widersprüchlich [36, 56]. Dies mag nicht zuletzt daran liegen, daß die Biochemie der Bronchialmuskelkontraktion bislang nur zum kleinen Teil bekannt ist.

Noch vor wenigen Jahren ist angenommen worden, daß der Tonus der glatten Muskelfasern von zwei intrazellulären Nukleotiden abhängt, die als „Second messengers" bezeichnet werden, weil sie die Informationen des außerhalb der glatten Muskelzelle endenden vegetativen Nervensystems als „zweite Boten" zu den Myofibrillen weiterleiten: zyklisches Adenosinmonophosphat (cAMP) und zyklisches Guanosinmonophosphat (cGMP). Das intrazelluläre Verhältnis zwischen cAMP und cGMP sollte letztlich über den Tonus der glatten Bronchialmuskulatur entscheiden („Yin-Yang-Hypothese") [23].

Heute wissen wir, daß der cAMP-cGMP-Antagonismus in dieser Form nicht mehr aufrecht zu erhalten ist, sondern daß sich die biochemischen Vorgänge, die für den jeweiligen Spannungszustand der Muskelfaser verantwortlich sind, sehr viel komplizierter darstellen [Übersichten bei 5, 26, 52, 55].

Wie Abbildung 1 zeigt, spielt das Calcium eine wesentliche Rolle. Die Calcium-Konzentration im Extrazellularraum beträgt 1 mmol/l und ist damit 10 000mal so hoch wie die Konzentration im sarkoplasmatischen Retikulum der glatten Muskelzelle, die nur etwa 0,1 µmol/l beträgt. Entscheidend für die Regulation der kontraktilen Proteine Actin und Myosin ist aber nicht das teilweise an Protein gebundene Calcium des sarkoplasmatischen Retikulums, sondern die Verfügbarkeit von Calcium im Bereich der Myofibrillen.

Eine Verkürzung der Myofibrille ist das Ergebnis einer Komplexbildung zwischen Actin und Myosin [1, 2]. Actin ist ein Protein mit dem Molekulargewicht von 42 000 Dalton. Es hat eine Helix-Struktur und ist perlkettenartig mit einem fadenförmigen Protein, dem Tropomyosin, verflochten, dessen Funktion bis heute unbekannt ist. Im Gegensatz zu dem globulären Actin handelt es sich beim Myosin um ein sehr viel größeres, fadenförmiges, bipolares Protein, das aus einem Paar von schweren Ketten mit je 200 000 Dalton und 2 Paaren von leichten Ketten mit je 15 000 bzw. 20 000 Dalton besteht. Für die Anheftung des Myosin-Kopfes an die Actin-Tropomyosin-Helix ist die Myosin-Leichtkettenkinase (MLKK) von wesentlicher Bedeutung [14]. Durch Phosphorylierung eines Serin-Moleküls auf der Myosin-Leichtkette wird eine Myosin-ATPase aktiviert, die unter Energieverbrauch zur Verbindung zwischen Actin und Myosin und damit zur Verkürzung der Myofibrille führt.

Wie Abbildung 1 zeigt, handelt es sich bei der Phosphorylierung der Myosinleichtkette um einen Vorgang, der die Anwesenheit von Calcium-Ionen (Ca^{++}) erfor-

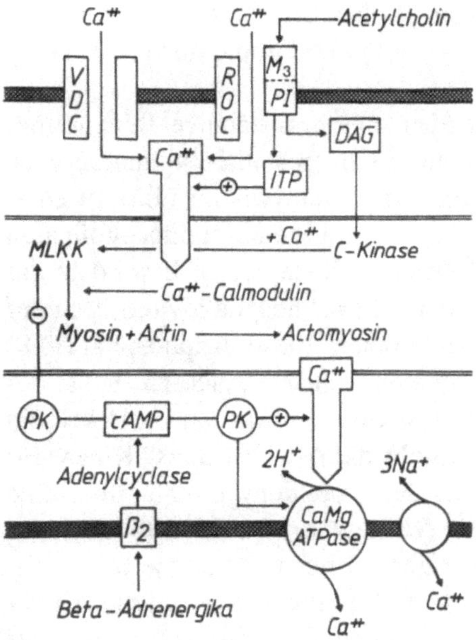

Abb. 1 Biochemische Vorgänge in der glatten Bronchialmuskelzelle, die entweder zur Bronchokonstriktion (oben) oder zur Bronchodilatation (unten) führen. In der Mitte sind die Vorgänge in der Myofibrille dargestellt. (Einzelheiten s. Text).
VDC = Potential-abhängiger Kanal („Voltage dependent channel"), ROC = Receptor-kontrollierter Kanal („Receptor operated channel"), M_3 = Muskarin-3-Rezeptor, PI = Phosphatidylinositol (oder kurz Phosphoinositol), ITP = Inositoltriphosphat, DAG = Diacylglycerin, MLKK = Myosin-Leichtketten-Kinase, PK = Protein-Kinase, cAMP = zyklisches Adenosinmonophosphat, β_2 = Beta-2-Rezeptor.

dert: Ohne eine minimale Konzentration von etwa 1 µmol/l Ca^{++} ist eine Verkürzung der Myofibrillen und somit eine Kontraktion der glatten Bronchialmuskulatur nicht möglich. Dabei wird das Ca^{++} hauptsächlich durch ein besonderes Regulator-Protein, das Calmodulin präsentiert [3, 11]. Möglicherweise könnte wie in anderen Zellen noch ein weiteres calciumbindendes Protein, das Gelsolin, eine Rolle spielen [6].

Ein anderer Weg der Ca^{++}-Präsentation führt über eine Protein-C-Kinase oder kurz „C-Kinase" [35, 39, 60].

Wie gelangt nun das Calcium vom Extrazellurlarraum über das sarkoplasmatische Retikulum zur Myofibrille?

Es gibt für den Eintritt von Ca^{++} zwei verschiedene Kanäle in der Mebran der glatten Muskelzelle:

- einen potentialabhängigen Kanal („Voltage dependent channel, VDC"),
- einen rezeptorkontrollierten Kanal („Receptor operated channel, ROC").

Eine Erregung der glatten Bronchialmuskelzelle, die zu einer Reduktion des normalen transmembranösen Ruhepotentials von -20 bis -50 mV führt, öffnet den VDC, und Ca^{++} kann entsprechend dem schon erwähnten Gradienten passiv in die glatte Muskelzelle eindringen.

Ein zweiter Weg des Ca^{++}-Einstroms führt über membranständige Rezeptoren. Die größte Bedeutung hat hier der in Abbildung 1 dargestellte cholinerge bzw. muskarinerge M_3-Rezeptor. Seine Stimulation durch Acetylcholin führt zu einer Öffnung des ROC, weil die Membran durch Umbau von Membranphospholipiden undicht wird. Als „Coupling unit" für den Muskarin-Rezeptor ist besonders das Phosphoinositol von Bedeutung [38, 39, 40]. Aus PI (= Phosphatidylinositol oder kurz Phosphoinositol) entstehen die beiden Metaboliten Inositoltriphosphat (ITP) und Diacylglycerin (DAG). ITP und DAG spielen wahrscheinlich die Rolle der „Second messengers", die früher dem cGMP zugeschrieben worden ist. DAG, ein Hauptmetabolit der Inositol-Phospholipide, erhöht die Affinität der C-Kinase für Ca^{++}. Auf diese Weise wird, wie das Schema der Abbildung 1 zeigt, über eine Phosphorylierung der Myosinleichtkette eine Verkürzung der Myofibrille induziert. Der zweite Metabolit, das ITP, aktiviert über bisher unbekannte Mechanismen den Calcium-Flux vom sarkoplasmatischen Retikulum in Richtung Myofibrille und stellt auf diese Weise dem Calmodulin mehr Ca^{++} zur Verfügung. Das Endergebnis ist ebenfalls eine Aktivierung der Myosin-Leichtketten-Kinase [8, 10, 50, 57].

Bei einem genetisch bedingten hyperreaktiven Bronchialsystem könnten in dem komplizierten Schema der Abbildung 1 zahlreiche biochemische Mechanismen für eine erhöhte Kontraktilität der glatten Bronchialmuskulatur verantwortlich sein. Wichtig ist, daß nicht notwendigerweise ein erhöhter Ca^{++}-Einstrom vom Extrazellularraum in die glatte Bronchialmuskelzelle vorhanden sein muß. Es genügt, wenn vermehrt Ca^{++} aus Speichern des sarkoplasmatischen Retikulums freigesetzt und in Richtung Myofibrille transportiert wird. Eindeutige Befunde, die die pathogenetische Bedeutung eines solchen Mechanismus für die bronchiale Hyperreaktivität beweisen, fehlen jedoch bis heute.

Nervale und humorale Regulation des Bronchialmuskeltonus

Wenn Beta-Rezeptorenblocker nicht nur bei inhalativer, sondern auch bei systemischer Applikation, ja sogar bei lokaler Applikation in Form von Augentropfen bei einem hyperreaktiven Patienten zu einer meßbaren Bronchokonstriktion führen, so ist zwangsläufig daran zu denken, ob bei der bronchialen Hyperreaktivität nicht eine Störung im Bereich der pharmakologischen Membran-Rezeptoren, insbesondere im Bereich der Beta-Rezeptoren der glatten Bronchialmuskulatur, vorliegen könnte. Diese Hypothese ist in Form der Beta-Rezeptoren-Theorie von Szentivanyi seit langem bekannt [58].

Wie Abbildung 2 zeigt, verfügt die glatte Bronchialmuskelzelle über zahlreiche

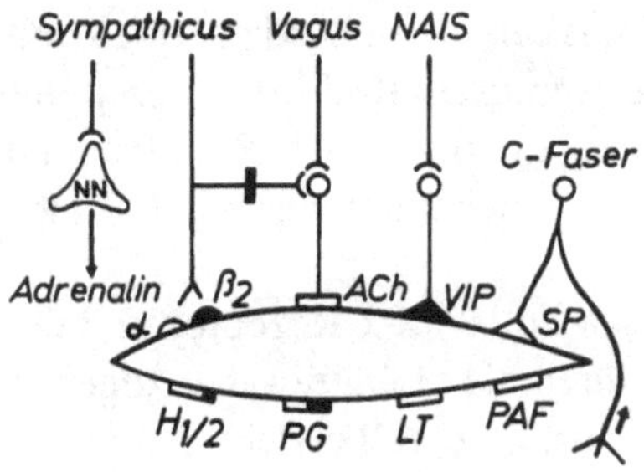

Abb. 2 Nervale und humorale Regulation des Bronchialmuskeltonus, Rezeptoren mit den zugehörigen Agonisten (Rezeptorsymbol hell = Konstriktion, dunkel = Dilatation). ACh = Acetylcholin, VIP = vasoaktives intestinales Peptid, SP = Substanz P, H = Histamin, PG = Prostaglandine, LT = Leukotriene, PAF = Plättchen aktivierender Faktor. (Einzelheiten s. Text.)

pharmakologische Rezeptoren, deren Agonisten teils Neurotransmitter des autonomen Nervensystems, teils Neuropeptide, teils Mediatoren aus Mastzellen und anderen Entzündungszellen darstellen.

Die glatte Bronchialmuskulatur wird von parasympathischen Nerven versorgt, deren Neurone sich in den intramuralen Ganglien befinden. Die im Stamm des Nervus vagus verlaufenden Nervenfasern sind somit präganglionäre Fasern; sie münden in die intramuralen Ganglien. Hingegen handelt es sich beim Sympathikus um postganglionäre Fasern, die im Gegensatz zum Parasympathikus nicht direkt die glatte Bronchialmuskulatur versorgen, sondern überwiegend an den Blutgefäßen und an den Schleimdrüsen der Atemwege enden.

Wie Abbildung 2 zeigt, wirkt der Sympathikus erst indirekt bronchodilatatorisch – und zwar auf 2 Wegen: Einmal über das Adrenalin aus dem Nebennierenmark, das man sich im funktionellen Sinne als ein überdimensionales Sympathikus-Ganglion vorstellen kann; zum anderen über eine Inhibition im Bereich der bronchokonstriktorisch wirkenden intramuralen Ganglien des Parasympathikus.

Der Parasympathikus (Nervus vagus) wirkt bronchokonstriktorisch via intramurale Ganglien und letztlich via Freisetzung von Acetylcholin aus den efferenten Terminals, die den cholinergen (muskarinergen) Rezeptor der glatten Bronchialmuskelzelle stimulieren.

Der Parasympathikus (Nervus vagus) enthält außerdem auch Fasern eines nonadrenergen inhibitorischen Systems (NAIS), das zwar ebenfalls an den intramuralen Ganglien endet, aber postganglionär über Freisetzung von vasoaktivem intestinalen Peptid (VIP) bronchodilatatorisch wirkt [4, 51, 63].

Erst seit wenigen Jahren ist bekannt, daß auch die marklosen C-Fasern mit ihren J-Rezeptoren über einen monosynaptischen Axon-Reflex – d. h. ohne Reflexumschaltung über das ZNS – bronchokonstriktorisch wirken, indem sie das seit fünf Jahrzehnten bekannte, in seiner Bedeutung aber erst jetzt richtig eingeschätzte Neuropeptid Substanz P freisetzen [4, 20, 30, 49].

Wie Abbildung 2 zeigt, ist die glatte Bronchialmuskulatur außerdem noch mit einer Reihe anderer Rezeptoren ausgestattet; ihre Agonisten sind Mediatoren aus Mastzellen, Makrophagen, Neutrophilen oder Lymphozyten, z. B. Histamin ($H_{1/2}$), Prostaglandine (PG), Leukotriene (LT), und plättchenaktivierender Faktor (PAF).

Die wichtigsten beiden Rezeptoren sind nach wie vor der Beta-2-Rezeptor und der Muskarin-Rezeptor. Über letzteren kommen die durch die vielfältigsten exogenen Reize auslösbaren Reflexbronchokonstriktionen zustande [Übersichten bei 42, 43].

Wenn bei einem Patienten mit hyperreaktivem Bronchialsystem ein exogener Reiz, beispielsweise kalte Luft, zu einer Bronchokonstriktion führt, so wurde bislang folgender Reflexweg angenommen: Der exogene Kaltluftreiz stimuliert die schnelladaptierenden „irritant receptors“ im Bereich der Trachea und der großen Bronchien und leitet damit einen vago-vagalen Reflex ein. Durch Freisetzung von Acetylcholin an den efferenten Vagus-Terminals kommt es direkt zur Bronchokonstriktion; andererseits kann das freigesetzte Acetylcholin in der Nachbarschaft gelegene irritant receptors aufs neue stimulieren, wodurch ein Circulus vitiosus unterhalten wird.

Untersuchungen der letzten Jahre machen es immer wahrscheinlicher, daß wir auch den bronchialen J-Rezeptoren mit ihren langsam leitenden C-Fasern mehr Aufmerksamkeit widmen müssen (Übersicht bei [26]). Ihre Stimulation führt ebenfalls zur Reflexbronchokonstriktion. Darüberhinaus ist es aber auch möglich, daß ohne das ZNS über den schon erwähnten monosynaptischen Axon-Reflex Substanz P freigesetzt wird, die einerseits selbst bronchokonstriktorisch wirkt, andererseits über efferente Vagus-Terminals erst sekundär Acetylcholin freisetzt (Kotransmitterwirkung) und auch auf diese Weise eine Bronchokonstriktion auslöst. In einem solchen Fall kann eine Vagotomie die Bronchokonstriktion nicht verhindern, da sich sämtliche Vorgänge innerhalb der Bronchialwand abspielen [43].

Die Beta-Rezeptoren-Theorie von Szentivanyi dürfte heute in ihrer ursprünglichen Form kaum noch aufrecht zu erhalten sein [59]. Das Wechselspiel der in Abbildung 2 gezeigten Rezeptoren und das Wechselspiel ihrer Agonisten macht aber deutlich, daß die individuelle Rezeptorenbesetzung durchaus für die Pathogenese des hyperreaktiven Bronchialsystems eine Bedeutung haben könnte, auch wenn die bisherigen experimentellen Befunde noch keine zuverlässige Stellungnahme ermöglichen.

Bedeutung der entzündlichen Spätreaktion

Im Gegensatz zu früheren Vorstellungen ist die entzündungsbedingte Spätreaktion für die Asthma-Pathogenese von weit größerer Bedeutung als die nur kurz anhaltende, rasch abklingende Sofortreaktion, weil sie offensichtlich eine bronchiale

Hyperreaktivität induzieren kann [12]. Früher wurde die Spätreaktion immunologisch – nämlich als IgG-vermittelte Typ-III-Reaktion – gedeutet. Heute ist jedoch nicht mehr daran zu zweifeln, daß sowohl die Sofortreaktion wie die Spätreaktion Ausdruck einer gemeinsamen IgE-vermittelten Typ-I-Reaktion sind [15, 16, 34]. Die duale Reaktionsform ist tierexperimentell am IgG-losen Kaninchen reproduziert worden [37, 53], und auch beim Menschen spricht das völlige Fehlen eines Komplementverbrauchs während der Spätreaktion gegen eine etwaige IgG-Beteiligung mit Immunkomplexbildung [17, 31, 33].

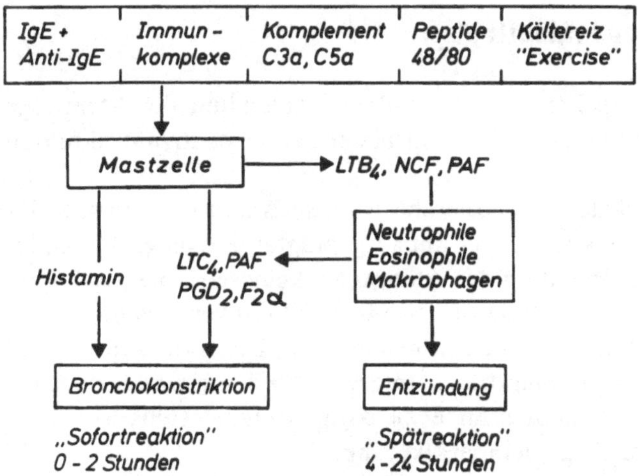

Abb. 3 Pathophysiologie der „Sofortreaktion" und „Spätreaktion".

Das Schema der Abbildung 3 zeigt, daß die Sofortreaktion in erster Linie durch Mediatoren aus Mastzellen mit direkter bronchokonstriktorischer Wirkung zustande kommt. Die dafür verantwortlichen Mediatoren sind das am längsten bekannte, in den Granula präformierte und daher am schnellsten freigesetzte Histamin, die aus Membran-Phospholipiden neu generierte und daher etwas protrahierter freigesetzte Slow reacting substance of anaphylaxis (Leukotrien C_4, D_4, E_4) sowie andere hochpotente Lipid-Mediatoren wie Prostaglandin D_2 und plättchenaktivierender Faktor (PAF).

Gleichzeitig setzen Mastzellen und nach neueren Befunden möglicherweise auch andere Zellen wie Eosinophile, Makrophagen und Thrombozyten chemotaktisch wirkende Mediatoren frei – in erster Linie Leukotrien B_4, neutrophilen-chemotaktischen Faktor (NCF), eosinophilen-chemotaktischen Faktor (ECF), wahrscheinlich auch plättchenaktivierenden Faktor (PAF).

Auf diese Weise werden Entzündungszellen wie Neutrophile, Eosinophile und Makrophagen „rekrutiert". Sie wandern nach bereits abgeklungener Sofortreaktion in die Bronchialschleimhaut, bewirken dort das Bild einer Entzündung und setzen nun ihrerseits eigene Mediatoren frei. Sie halten dadurch den Entzündungsprozeß aufrecht, bewirken möglicherweise sogar eine erneute Mastzellaktivierung, vor allem aber wirken sie selbst bronchokonstriktorisch. Das klinische Bild der Spätreaktion, das wenig auf Bronchodilatatoren, aber gut auf Corticosteroide anspricht, ist somit das Ergebnis einer mit Latenz auftretenden, protrahiert verlaufenden Entzündungsreaktion. Auf die teilweise hypothetischen Mechanismen, über die die Entzündungsreaktion zur bronchialen Hyperreaktivität führen könnte, soll im folgenden näher eingegangen werden.

Durchlässigkeit des Bronchialepithels

Zwei klinische Argumente sprechen dagegen, daß die Entzündung der Atemwege einzig und allein bereits zum Symptom der bronchialen Hyperreaktivität zu führen vermag:

- Es ist unverständlich, weshalb die chronische Bronchitis und die zystische Fibrose (Mukoviszidose), Krankheitsbilder mit ausgeprägter und langanhaltender oder häufig rezidivierender Infektion der Atemwege, keineswegs zu der für ein Asthma typischen hochgradigen Hyperreaktivität zu führen vermögen.
- Man kann bei einem Asthma-Patienten in einem völlig beschwerdefreien und damit mutmaßlich auch entzündungsfreien Intervall durchaus eine bronchiale Hyperreagibilität nachweisen, ja man findet sie sogar bei mindestens 10% symptomfreier Personen in der Allgemeinbevölkerung.

Neben der Entzündung, sei sie durch einen Infekt oder durch eine allergische Reaktion bedingt, müssen an der Pathogenese der Hyperreaktivität somit noch andere Faktoren beteiligt sein.

Bis vor wenigen Jahren sah es so aus, als ob die erhöhte Durchlässigkeit des Bronchialepithels ein Schlüssel zur Lösung des Problems sein könnte. Tierexperimentelle Befunde der Arbeitsgruppe von Hogg in Vancouver [27] schienen es wahrscheinlich zu machen, daß der Status des hyperreaktiven Bronchialsystems durch eine Öffnung der interepithelialen Berührungszonen („tight junctions“) zustande kommt. Seit es möglich ist, am Tier und am Menschen mit Hilfe von Technetium-Diäthyltriaminpentaacetat (99 m Tc-DTPA) die bronchiale Permeabilität zu messen, sind jedoch Befunde erhoben worden, die mit der „Tight-junctions-Hypothese“ schlecht vereinbar sind [48].

- Asthma-Patienten haben im Vergleich zu nicht-hyperreaktiven gesunden Probanden keine erhöhte bronchiale Permeabilität.
- Chronische Raucher haben zwar eine erhöhte bronchiale Permeabilität, aber keine Hyperreaktivität.

Permeabilitätssteigerung und Hyperreaktivität gehen somit nicht immer parallel. Nach neueren Befunden von Hogg et al. am Meerschweinchen korrelieren Permeabilität und Hyperreaktivität erst dann, wenn durch Propranolol die Betarezep-

toren und durch Atropin die Muskarin-Rezeptoren der glatten Bronchialmuskulatur blockiert werden [28]. Dies scheint dafür zu sprechen, daß die Hyperreaktivität direkt mit der glatten Bronchialmuskulatur bzw. mit deren nervalen Kontrollmechanismen etwas zu tun hat [36, 56]. Einschränkend muß allerdings zu der Tc-DTPA-Methode bemerkt werden, daß völlig unklar ist, ob auf diese Weise die bronchiale Permeabilität oder die alveoläre Permeabilität gemessen wird. Die Tight-junctions-Hypothese ist jedenfalls dadurch allein noch nicht vollständig widerlegt. Für den exogen-allergischen Triggermechanismus der bronchialen Hyperreaktivität ist die Permeabilitätssteigerung des Bronchialepithels zweifellos von Bedeutung. Wenn ein gegenüber Pollen sensibilisierter Atopiker nach inhalativer Pollenexposition innerhalb von Minuten eine Bronchokonstriktion bekommt, so war es schon immer schwer verständlich, wie die aus einem inhalierten Pollenkorn freigesetzten hochmolekularen Allergene so schnell die Epithelbarriere durchdringen und die immunkompetenten Zellen in der Submukosa erreichen sollen.
Durch die seit einigen Jahren routinemäßig anwendbare Methode der bronchoalveolären Lavage ist bekannt, daß sich im Bronchiallumen freie Mastzellen befinden [25, 47]. Diese Mastzellen sind von einem inhalierten Allergen natürlich sehr

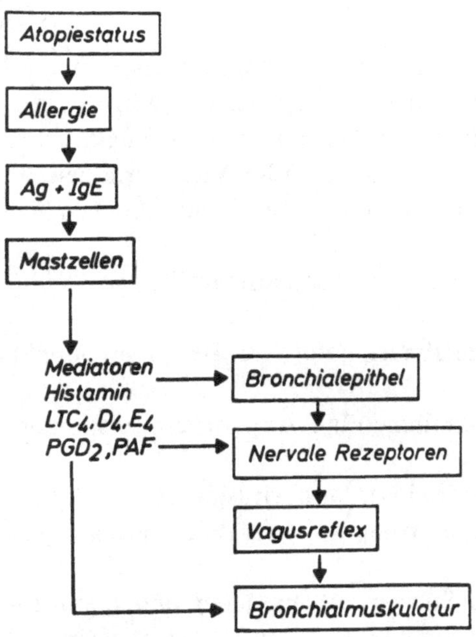

Abb. 4 Klassischer Allergieweg in der Pathogenese des hyperreaktiven Bronchialsystems. Die aus Mastzellen freigesetzten Mediatoren Histamin, Leukotriene (LT), Prostaglandine (PG) und Plättchen aktivierender Faktor (PAF) machen das Bronchialepithel durchlässig, stimulieren die vagalen Rezeptoren, lösen eine Reflexbronchokonstriktion aus und wirken auch direkt bronchokonstriktorisch auf die glatte Bronchialmuskulatur

leicht zu erreichen. Darüber hinaus wird in letzter Zeit diskutiert, ob beim Erstkontakt mit dem inhalierten Allergen auch die Makrophagen eine Rolle spielen könnten; denn auch sie verfügen über IgE-Rezeptoren [61]. Die Möglichkeit einer Makrophagenbeteiligung drängt sich nicht zuletzt durch den großen Makrophagenanteil in der Lavage auf: auf eine Mastzelle kommen nicht weniger als 300–500 Makrophagen. Offen bleibt dann aber die Frage, weshalb das allergische Asthma eine Krankheit der Atemwege und nicht eine Krankheit der Alveolen ist, in denen die Makrophagenzahl ja weitaus am größten ist.

Wie das Schema der Abbildung 4 zeigt, führen beim klassischen Allergie-Weg die aus Mastzellen oder aus Makrophagen freigesetzten Mediatoren zu einer Permeabilitätserhöhung des Bronchialepithels, sie stimulieren außerdem die nervalen Rezeptoren des Vagus (irritant receptors und J-Rezeptoren) und induzieren damit eine vago-vagale Reflex-Bronchokonstriktion. Außerdem erhöhen sie die Empfindlichkeit der sensiblen Rezeptoren und wirken direkt über entsprechende Rezeptoren (s. Abb. 2) bronchokonstriktorisch.

Interaktionen zwischen allergischen, infektbedingten und chemisch-irritativen Mechanismen

Neben dem klinisch und experimentell bisher am besten pathogenetisch verstandenen exogen-allergischen Asthma gibt es die Form des endogenen oder intrinsischen Asthma, für das Infekte des Respirationstrakts, insbesondere virale Infekte, von Bedeutung sein könnten. Respiratorische Viren, vor allem RS-Viren, erhöhen die bronchiale Reaktivität auf mehreren, allerdings teilweise noch hypothetischen Wegen [18, 19, 21, 54]:

- Viren induzieren eine Empfindlichkeitssteigerung der sensiblen Vagusendigungen,
- sie setzen das Ansprechen der Bronchialmuskulatur auf Beta-Adrenergika herab,
- sie vermögen die Produktion von virusspezifischen IgE-Antikörpern zu stimulieren,
- respiratorische Viren und die Sekundärprodukte von virusinfizierten Zellen, z. B. Interferon, erhöhen die Mediatorfreisetzung aus Mastzellen und anderen Entzündungszellen.

Darüberhinaus gibt es zahlreiche chemische Substanzen, mit denen tierexperimentell ein hyperreaktives Bronchialsystem erzeugt werden kann. Die wichtigsten sind SO_2[62], NO_2[46] und O_3[24]. Auch für den Menschen ist ein Zusammenhang zwischen der Inhalation von reizenden Dämpfen, Gasen, Rauchen oder Stäuben und der Entwicklung eines hyperreaktiven Bronchialsystems beobachtet worden. Die chemisch-irritative Erzeugung eines hyperreaktiven Bronchialsystems hat in den letzten Jahren durch das experimentelle Modell der Ozon-induzierten Hyperreaktivität eine besondere Aktualität erlangt. Holtzman [29] konnte nachweisen, daß die Inhalation von Ozon zur Freisetzung chemotaktischer Faktoren wie LTB_4 und verschiedener Hydroxyeicosatetraen-Säuren (HETE's) führt, wodurch eine Entzündung entsteht und gleichzeitig – insbesondere durch 15-HETE – eine sekundäre Mediatorfreisetzung aus Mastzellen bewirkt wird (Abb. 5). In diesem Tiermodell scheint den Neutrophilen und den von ihnen sekundär freigesetzten Mediatoren eine besondere Bedeutung zuzukommen; denn bei künstlicher Neutropenie durch Vorbehandlung mit Zytostatika ließ sich durch Ozon keine Hyperreaktivität mehr erzeugen [29]. Im Augenblick bleibt fraglich, ob das Ozon-Hundemodell für das Asthma des Menschen relevant ist; denn beim Asthmatiker stehen sowohl histologisch wie zytologisch in der Bronchiallavage die Neutrophilen gegenüber den Eosinophilen deutlich im Hintergrund.

Hinsichtlich der besonderen Rolle der Eosinophilen, die ihnen beim Asthma von jeher zugemessen wurde, hat es in den letzten Jahren einen Wandel in der Auffassung gegeben. Früher schienen die Eosinophilen wegen ihrer besonderen Enzymausstattung und ihrer häufigen Nachbarschaft bei Gewebsmastzellen eher einen antiinflammatorischen Effekt zu haben. Aufgrund ihrer parasiten-abtötenden Wir-

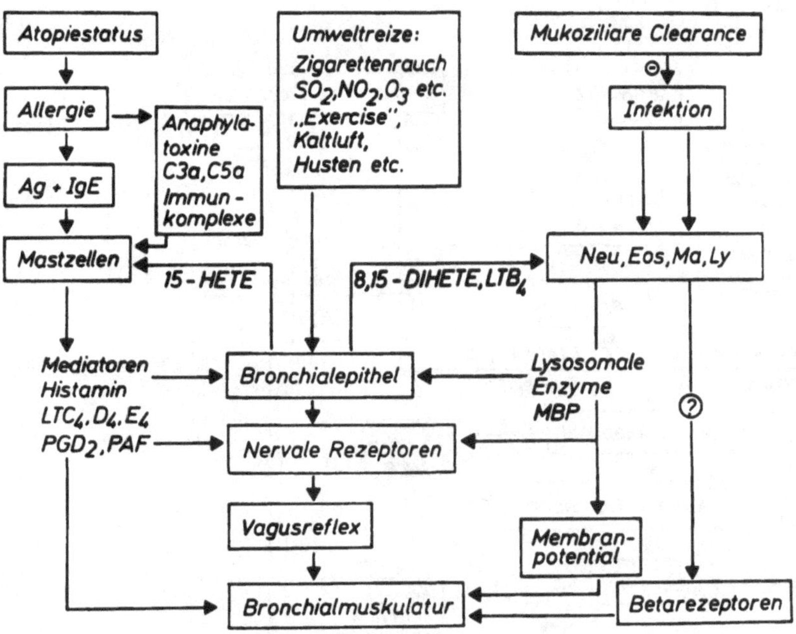

Abb. 5 Bedeutung der aus Bronchialepithelzellen unter der Stimulation durch Ozon und andere Umweltreize freigesetzten Lipoxygenase-Produkte 15-HETE und 8, 15 DI-HETE sowie LTB_4 für die Entstehung eines hyperreaktiven Bronchialsystems. Neu = Neutrophile, Eos = Eosinophile, Ma = Makrophagen. Ly = Lymphozyten, MBP = Major basic protein. (Einzelheiten s. Text).

kung muß jedoch davon ausgegangen werden, daß Eosinophile in der Lage sind, eine ausgeprägte Gewebs- und Epithelschädigung zu bewirken, wobei insbesondere dem Major basic protein (MPB), dem kationischen Protein der Eosinophilen (EKP), Eosinophilen Protein X (EPX) und der Eosinophilen-Peroxydase (EPO) eine besondere Bedeutung zukommt [Übersichten bei 9, 22].

Das komplizierte Schema der Abbildung 6 zeigt, daß es zwischen der allergischen Genese, der Infektgenese und der chemisch-irritativen Genese des hyperreaktiven Bronchialsystems auffallende Parallelen, aber auch eine Reihe pathogenetischer Wechselwirkungen gibt. So bewirken Allergie wie Infekt gleichermaßen das Bild einer Entzündung, wobei lediglich die Zellverteilung unterschiedlich ist: Bei der Allergie stehen die Eosinophilen, beim Infekt stehen die Neutrophilen im Vordergrund. Grundsätzlich sind alle Zellen aufgrund ihrer Mediatorausstattung in der Lage, das Bronchialepithel zu schädigen bzw. seine Durchlässigkeit zu erhöhen, die sensiblen Vagusendigungen zu stimulieren und auf direktem Wege den Tonus der glatten Bronchialmuskulatur zu erhöhen. Hinzu kommen Interaktionen zwischen den nervalen und den zellulären Systemen, z. B. eine Stimulation der Mastzellen durch Acetylcholin (efferenter Vagus), Substanz P (C-Fasern) und durch andere Neuropeptide. Schließlich kann eine Mastzelldegranulierung auch durch Lektine aus Bakterien [32, 45], durch Anaphylatoxine und durch Immunkomplexe [13] induziert werden.

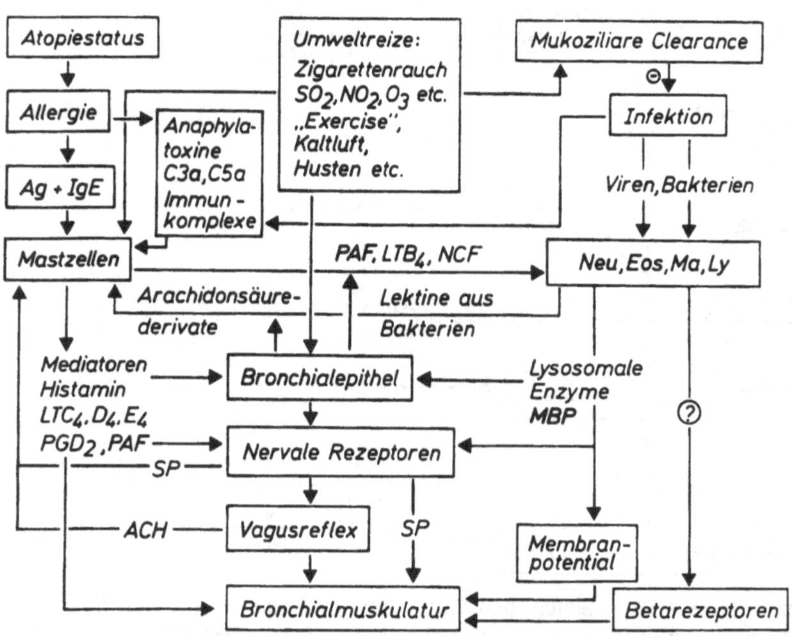

Abb. 6 Interaktion zwischen den einzelnen pathogenetischen Mechanismen des hyperreaktiven Bronchialsystems. ACH = Acetylcholin, SP = Substanz P. (Einzelheiten s. Text).

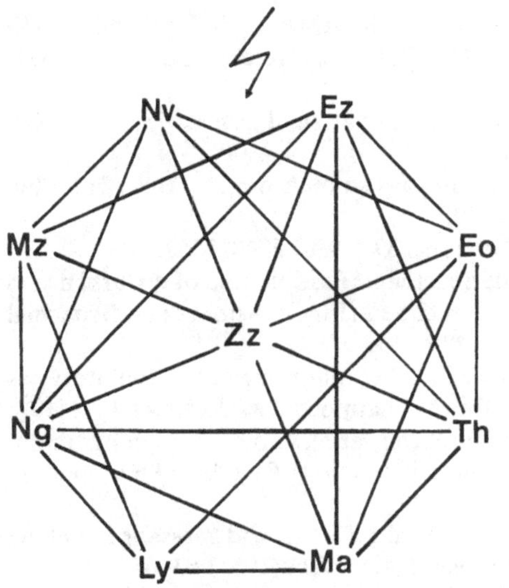

Abb. 7 Interaktionen zwischen den an der Pathogenese der bronchialen Hyperreaktivität beteiligten Zellen innerhalb der Atemwege. Zz = Zielzellen (in erster Linie glatte Bronchialmuskulatur, darüberhinaus aber auch Becherzellen, Schleimdrüsen und Flimmerepithelzellen), Ez = Epithelzellen, Eo = eosinophile Granulozyten, Th = Thrombozyten, Ma = Makrophagen, Ly = Lymphozyten, Ng = neutrophile Granulozyten, Mz = Mastzellen, Nv = autonomes Nervensystem. Entsprechend den Abbildungen 4 – 6 treffen allergische, irritativ-toxische oder infektiöse Triggermechanismen in erster Linie Epithelzellen und nervale Rezeptoren, erst in zweiter Linie kommt es zu einer Beteiligung der Mastzellen und erst dann zu einer Rekrutierung von Entzündungszellen, die sich in ihren Wirkungen gegenseitig verstärken. Einige der gezeigten Verbindungen sind allerdings noch hypothetisch.

Das verwirrende Schema der Abbildung 7 zeigt, daß die bronchiale Hyperreaktivität letztlich durch ein weitverzweigtes Netzwerk pathogenetisch unterschiedlicher Vorgänge zustande kommt, die sich gegenseitig verstärken und einen Circulus vitiosus einleiten, der unabhängig von dem primären Auslösemechanismus eigenständig weiterschwelt. Trotz einiger experimenteller Fortschritte sind wir aber noch weit davon entfernt, alle an der bronchialen Hyperreaktivität beteiligten Vorgänge richtig zu verstehen.

Literatur

[1] Adelstein, R. S., E. Eisenberg: Regulation and kinetics of the actin-myosin-ATP interaction. Ann. Rev. Biochem. **49** (1980) 921–956.

[2] Adelstein, R. S., M. N. Pato, M. A. Conti: The role of phosphorylation in regulating contractile proteins. Adv. Cyclic. Nucl. Res. **14** (1981) 361–373.

[3] Adelstein, R. S., P. de Lanerolle, J. R. Sellers, et al.: Regulation of contractile proteins

in smooth muscle and platelets by calmodulin and cyclic AMP. In: S. Kakiuchi, H. Hidaka, R. Means, (Eds.): Calmodulin and intracellular Ca^{2+}Receptors, pp. 313–331. Plenum Publishing, London, 1982.
[4] Barnes, P. J.: Neuropeptides in the airways: functional significance. In: A. B. Kay Asthma, pp. 58–72, Blackwell, Oxford 1986.
[5] Barnes, P. J., F. M. C. Cuss: Biochemistry of airways smooth muscle. Bull. Eur. Physiopathol. Respir. **22** [Suppl. 7], (1986) 191–200.
[6] Becker, E. L., T. P. Stossel: Chemotaxis. Fed. Proc. **39** (1980) 2949–2952.
[7] Boushey, H. A.: Asthma and bronchial hyperreactivity. Possible role of disturbance in automatic regulation. In: H. Herzog, A. P. Perruchoud (Eds.): Asthma and Bronchial Hyperreactivity pp. 124–136, Karger, Basel 1985.
[8] Brown, J. H., S. B. Masters: Does phosphoinositide hydrolysis mediate „inhibitory" as well as „excitatory" muscarinic responses? Trends Pharmocol. Sci. **5** (1984) 417–419.
[9] Bruynzeel, P. L. B., J. G. R. Monchy de, J. Verhagen, et al.: The eosinophil granulocyte, an active participant in the late phase asthmatic reaction? Bull. Eur. Physiopathol. Respir. **22** [Suppl. 7] (1986) 54–61.
[10] Burgess, G. M., P. P. Godfrey, J. S. McKinney, et al.: The second messenger linking receptor activation to internal Ca release in liver. Nature **309** (1984) 63–66.
[11] Cheung. W. Y.: Calmodulin plays a pivotal role in cellular regulation. Science. **207** (1980) 19–27.
[12] Cockcroft, D. W., R. E. Ruffin, J. Dolovich, et al.: Allergen-induced increase in nonallergic bronchial reactivity. Clin. Allergy **7** (1977) 503.
[13] Czarnetzki, B. M.: Die Rolle der Mastzellen und ihrer Mediatoren beim Asthma bronchiale. In: E. Fuchs, D. Palm (Hrsg.): Asthma bronchiale, Nürnberger Symposium 1982, S. 11–21, Schattauer, Stuttgart 1982.
[14] Dabrowska, R., D. Aromatoria, J. M. F. Sherry, et al.: Composition of the myosin light chain kinase from chicken gizzard. Biochem. Biophys. Res. Comm. **78** (1977), 1263–1272.
[15] Dorsch, W., J. Ring, H. J. Reimann, et al.: Mediator studies in skin blister fluid from patients with dual skin reaction after intradermal allergen injection. J. Allergy Clin. Immunol. **70** (1982) 236–242.
[16] Dorsch, W., J. Ring: Late phase reactions. In: J. Ring, G. Burg (Eds.): New Trends in Allergy II, pp. 174–197 Springer, Berlin 1986.
[17] Durham, S. R., T. H. Lee, O. Cromwell, et al.: Immunologic studies in allergen-induced late-phase asthmatic reactions. J. Allergy Clin. Immunol. **74** (1984) 49–60.
[18] Empey, D. W.: Effect of airway infections on bronchial reactivity. Eur. J. respir. Dis. **64** [Suppl. 128] (1983) 366.
[19] Empey, D. W., L. A. Laitinen, L. Jacobs: Mechanisms of bronchial hyperreactivity in normal subjects after upper respiratory tract infection. Amer. Rev. respir. Dis. **113** (1976) 131.
[20] Gamse, R.: Physiologie und Pathophysiologie der Substanz P. Arneim. Forsch. **34** (1984) 1074–1079.
[21] Geubelle, F., Chr. Mossay: Obstruktiver Bronchitis im Kleinkindesalter: Epidemiologie, Klinik, Prognose. In: U. Wahn (Hrsg): Probleme der pädiatrischen Allergologie, S. 143–153, Gustav Fischer Verlag, Stuttgart 1983.
[22] Gleich, G. G.: The role of the eosinophilic leucocyte in bronchial asthma. Bull. Eur. Physiopathol. Respir. **22** [Suppl. 7] (1986).
[23] Goldberg, N. D., M. K. Haddox, S. E. Nicol, et al.: Cyclic GMP and Cyclic AMP in biologic regulation: The Yin Yang hypothesis. In: U. Stein (Ed.): New Directions in Asthma, pp. 103. Amer. Coll. Chest Phys., Park Ridge (III). 1975.

[24] Golden, J. A., J. A. Nadel, H. A. Boushey: Bronchial hyperirritability in healthy subjects after exposure to ozone. Amer. Rev. respir. Dis. **118** (1978) 287.
[25] Guerzon, G. M., P. D. Paré, M.-C. Michoud: The number and distribution of mast cells in monkey lungs. Amer. Rev. respir. Dis. **119** (1979) 59.
[26] Hahn, H. L.: Role of the parasympathetic nervous system and of cholinergic mechanism in bronchial hyperreactivity. Bull. Eur. Physiopathol. Respir. **22** [Supp. 7], (1986) 112–142.
[27] Hogg. J. C., P. D. Paré, R. C. Boucher, et al.: Pathologic abnormalities in asthma. In: M. Lichtenstein, K. F. Austen (Eds.): Asthma, physiology, immunpharmacology and treatment, Academic Press, New York 1977.
[28] Hogg, J. C., D. C. Walker: Pathology of the airways epithelium in asthma. Bull. Eur. Physiopathol. Respir. **22** [Supp. 7] (1986).
[29] Holtzman, M. J.: Lipoxygenation of arachidonic acid in tracheal epithelial cells. Bull. Eur. Physiopathol. Respir. **22** [Suppl. 7] (1986) 38.
[30] Hua, X., J. M. Lundberg, E. Theodorsson-Nordheim, et al.: Comparison of cardiovascular and bronchoconstrictor effects of substance P, substance K and other tachykinins. Naunyn-Schmiedeberg's Arch. Pharmacol. **328** (1984) 196–201.
[31] Hutchroft, B. J., A. Guz: Levels of complement components during allergen-induced asthma. Clin. Allergy **8** (1978) 59–64.
[32] Jones, J. G., T. Lawler, J. C. Crawley, et al.: Increased alveolar epithelial permeability in cigarette smokers. Lancet **I** (1980) 66.
[33] Kauffmann, H. F., S. van der Heide, J. G. R. de Monchy, et al.: Plasma histamine concentrations and complement activation during house dust mite provoked bronchial obstructive reactions. Clin. Allergy **13** (1983) 219–228.
[34] Kay, A. B., K. F. Austen, L. M. Lichtenstein, (Eds.): Asthma. Physiology, immunopharmacology and treatment. Academic Press. London 1984.
[35] Kishimoto, A., Y. Takai, T. Mori, et al.: Activation of calcium and phospholipid dependent protein kinase by diacylglycerol, its possible relation to phosphatidylinositol turnover. J. Biol. chem. **255** (1980) 2273–2276.
[36] Laitinen, L. A.: Erhöhte Kontraktionsempfindlichkeit der Atemwege und Allergie. Prax. Klin. Pneumol. **36** (1982) 1–2.
[37] Metzger, W. J., H. B. Richerson, K. Kregel: Late-phase obstructive airways responses (LPR) in a rabbit model: physiologic and anatomic findings. Am. Rev. respir. Dis. **125** (1982) 62.
[38] Michell, R. H.: Inositol phospholipids and cell surface receptor function. Biochem. Biophys. Acta **415** (1975) 81–147.
[39] Nishizuka, Y.: Calcium phospholipid turnover and transmembrane signalling. Phil. Trans. Royal. Soc. Lond. **302** (1983) 101–112.
[40] Nishizuka, Y.: The role of protein kinase C in cell surface signal transduction and tumour promotion. Nature **308** (1984) 693–698.
[41] Nolte, D.: Pathogenesis of bronchial hyperreactivity. In: H. Herzog, A. P. Perruchoud (Eds.): Asthma and bronchial hyperreactivity, Karger, Basel 1985.
[42] Nolte, D.: Asthma, Atemnot, Atemfunktion. Verlag Gedon & Reuss, München 1985.
[43] Nolte, D.: Asthma. 3. Aufl. Urban & Schwarzenberg, München 1987.
[44] Nolte, D., F. Kummer, P. Dorow, (Hrsg.): Asthma bronchiale. Pathophysiologie, Klinik, Therapie. Urban & Schwarzenberg, München 1986.
[45] Norn, S.: Bacterial histamine release by a new, nonimmunological mechanism. A study in intrinsic asthma. Bochumer Treff, 27.–28. Mai 1983.
[46] Orehek, J., J. P. Massari, P. Gayrard, et al.: Effect of short-term, low level nitrogen

dioxide exposure on bronchial sensitivity in asthmatic patients. J. clin. Invest. **57** (1976), 301.
[47] Patterson, R., Tomiata, Y., Oh, S. H. et al: Respiratory mast cells and basophil cells. Clin. exp. Immunol. **16** (1974) 223.
[48] Persson, C. G. A., I. Erjefalt: Airway microvascular permeability to large molecules. Bull. Eur. Physiopathol. Respir. **22** [Suppl. 7], (1986) 23–31.
[49] Polak, J. M., S. R. Bloom: Regulatory peptides in the respiratory tract of man and other animals. Exp. Lung Res. **3** (1982) 313–328.
[50] Prentki, M., T. J. Bidem, D. Janjic, et al.: Rapid mobilization of Ca^{2+} from rat insulinoma microsomes by inositol-1,4,5-triphosphate. Nature **309** (1984) 562–564.
[51] Richardson, J. B.: Nonadrenergic inhibitory innervation of the lung. Lung **159** (1981) 315.
[52] Rodger, I. W.: Calcium ions and contraction of airways smooth muscle. In: A. B. Kay (Ed.) Asthma, pp. 114–127. Blackwell, Oxford 1986.
[53] Shampain, M. P., G. L. Larsen, P. M. Henson: An animal model of late pulmonary responses to alternaria challenge. Am. Rev. Respir. Dis. **126** (1982) 493–498.
[54] Sheppard, D.: Mechanisms of bronchoconstriction from nonimmunologic environmental stimuli. Chest **90** (1986) 584–587.
[55] Small, R. C., R. W. Foster: Airways smooth muscle: an overview of morphology, electrophysiology and aspects of the pharmacology of contraction and relaxation. In: A. B. Kay (Ed.): Asthma, pp. 101–113. Blackwell, Oxford 1986.
[56] Snashall, P. D.: In-vivo and in-vitro responsiveness of bronchial smooth muscle. Bull. Eur. Physiopathol. Respir. **22** [Suppl. 7] (1986) 212–225.
[57] Streb, H., R. F. Irvine, M. J. Berridge, et al.: Release of Ca^{2+} from a nonmitochondrial intracellular store in pancreatic acinar cells by inositol-1,4,5-triphosphate. Nature **306** (1983) 67–69.
[58] Szentivanyi, A.: The beta-adrenergic theory of the atopic abnormality in bronchial asthma. J. Allergy **42** (1968) 203.
[59] Szentivanyi, A., J. Szentivanyi: Neuester Stand der Rezeptorentheorie bei Atopie. Allergologie **6** (1983) 155.
[60] Takai, Y., A. Kishimoto, Y. Iwasawa, et al.: Calcium-dependent activation of a multifunctional protein kinase by membrane phospholipids. J. Biol. Chem. **254** (1979) 3692–3695.
[61] Tonnel, A. B., Gosset, Ph., Joseph, M. et al.: Alveolar macrophage and its participation in the inflammatory processes of allergic asthma. Bull. Eur. Physiopathol. Respir. **22** [Suppl. 7] (1986) 70–77.
[62] Ulmer, W. T.: Inhalative Noxen: Schwefeldioxyd. Verh. Ges. Lungen- u. Atmungsforsch. Bd. 4 (Hrsg.: W. T. Ulmer), S. 83, Springer, Berlin 1974.
[63] Widdicombe, J.: Control of normal airways smooth muscle. In: J. Nadel (Ed.): Int. Conf. on Bronchial Hyperreactivity. Medicine Publ. Found., Oxford 1982.

Mediatoren der Entzündung aus Mastzellen und anderen Zellen des Immunsystems

W. König, J. Knöller, W. Schönfeld

Einführung

Seit der Beschreibung von Mastzellen und basophilen Granulozyten durch Paul Ehrlich haben die neueren Erkenntnisse der Zellbiologie und Immunologie ihre Bedeutung für die Auslösung allergischer Erkrankungen aufgezeigt. Maßgeblich für den Erkenntnisgewinn erwiesen sich die Entdeckung des IgE, seine hohe Affinität zu spezifischen Rezeptoren auf Mastzellen und basophilen Granuolozyten wie auch der Nachweis einer Vielzahl von Entzündungsmediatoren, die für akute, subakute und chronische Krankheitsprozesse verantwortlich gemacht werden [1, 2, 6, 11, 14, 18, 27, 31, 36]. Zu den pathologischen Auswirkungen allergischer Reaktionen in Lunge, Nasenschleimhaut, Haut und Gastrointestinaltrakt gehören Symptome wie Vasodilatation, Zunahme der vaskulären Permeabilität, Konstriktion der glatten Muskulatur, Infiltration von Granulozyten, lokale Gewebszerstörungen wie auch eine wesentliche Beteiligung bei seiner Regeneration [23]. Die Fähigkeit, diese Faktoren zu bilden, könnte eine adaptive Funktion des Organismus auf externe Noxen darstellen, wodurch einerseits die lokale Homöostase des umgebenden Gewebes gewährleistet wird, wie zum anderen nach überschießender Freisetzung das Bild der Entzündung resultiert. Diese führt nicht notwendigerweise zur Auslösung einer klinisch faßbaren allergischen Erkrankung, sondern kann, wenn sie ausgewogen verläuft, im Rahmen der Infektabwehr zur Elimination des Erregers führen [37].
Trotz der vielfältigen molekularen und zellbiologischen Fortschritte ist die derzeitige Kenntnis über die Funktion und Bedeutung der Mastzellen bei allergischen und entzündlichen Erkrankungen immer noch lückenhaft [19, 27, 36]. Die basisexperimentellen Modelle erlauben es zur Zeit nicht, die mögliche Heterogenität der Mastzellen und basophilen Granulozyten in ihrem vollen Ausmaß zu berücksichtigen [39]. Dies hat verständlicherweise auch Auswirkungen für immunpharmakologische Überlegungen hinsichtlich einer zukünftigen antientzündlichen Therapie. Die hier zusammengetragenen Ergebnisse sind anhand von Zellpopulationen erarbeitet worden, die entweder aus dem peripheren Blut, aus der menschlichen Lunge, der Ratten-Peritonealhöhle gereinigt oder mit Hilfe von basophilen Leukämiezellen der Ratte und des Menschen gewonnen werden.

Pneumologisches Kolloquium 4

Mediatoren der Entzündung

Es ist heute erwiesen, daß zur Ausprägung einer allergischen Symptomatik in der Regel mehrere Mechanismen und zahlreiche Einzelkomponenten beitragen. Ihre Aktivität unterliegt einer feinsinnigen Balance von Aktivierung und Inaktivierung. Jedes Mediatorensystem läßt sich durch immunologische und nichtimmunologische Abläufe induzieren [22]. Mediatoren sind biologische Effektormolekühle, die mit spezifischen Rezeptoren an Organen oder Zielzellen reagieren. Es erfolgt die sekundäre Aktivierung von biochemischen Mechanismen an den Zellen oder Endorganen. Die Mediatoren werden entweder aus Vorläufermolekülen in den Körpersäften (humorale Mediatorensysteme) oder aus Körperzellen (zelluläre Mediatorensysteme) freigesetzt. Zelluläre Faktoren ihrerseits (z. B. Enzyme aus Mastzellen können die humoralen Vorläufer von Mediatoren aus dem Komplement-Kinin- und Gerinnungssystem aktivieren. Die Mastzelle kann akute, subakute und chronische Entzündungsprozesse einleiten. Das Vorhandensein unter-

Tabelle 1a Zusammenstellung der präformierten Mediatoren

Mediatoren	Molekulargewicht	Funktionen
Histamin	111	proinflammatorisch (H1), antiinflammatorisch (H2)
Eosinophil chemotaktische	300	
Tetra-Oligopeptide (ECF-A)	2 500	Chemotaxis von eosinophilen und neutrophilen Granulozyten
Neutrophil-chemotaktischer Faktor (NCF)	750 000	Chemotaxis, Deaktivierung von Neutrophilen
Heparin	750 000	Antikoagulans, antikomplementär
Chymase (Ratte)	25 000	Proteolyse
Tryptase (Mensch)	130 000	Proteolyse
Kallikrein	1 200 000	Bradykinin-Synthese
Präkallikrein-Aktivator		Kinin, Komplement-Gerinnungssystem
Hagemann-Faktor		Kinin, Komplement-Gerinnungssystem
N-acetyl-β-D-Glukosaminidase	150 000	
Glukosaminidase		
β-Glukuronidase	280 000	
Arylsulfatase A	115 000	Abbau von Kollagen
Oxidative Enzyme		
Superoxyddismutase		bindet sich an Heparin Proteoglykan Umwandlung von O_2^- zu H_2O_2
Peroxidase		Katalysiert die Bildung von Wasser aus H_2O_2, H_2O_2 führt direkt zu Mastzelldegranulation, tumorzytotoxisch

schiedlicher Entzündungssubstanzen, d.h. Mediatoren mit Spezifität für unterschiedliche Entzündungspartner und Zielzellen könnte eine Erklärung dafür geben. Bei den Mediatoren der Entzündung, die von Mastzellen nach immunologischer und nichtimmunologischer Stimulierung freigesetzt werden, unterscheiden wir die präformierten von den neugenerierten Faktoren. Zu den präformierten

Tabelle 1b Übersicht zu den neugenerierten Mediatoren

Mediator	Funktion	Inaktivierung
Prostaglandin D_2	Bronchokonstriktion, verstärkten Leukotrieneffekte	Prostaglandin-15-Dehydrogenase
Prostazyklin (PGI_2)	inhibieren Thrombozytenaggregation	→ 6-keto PGF 1_a
Thromboxan A_2	Bronchokonstriktion Thrombozytenaggregation	→ TXB2
Prostaglandin E_2	inhibiert Histaminfreisetzung, verstärkt Leukotrienwirkung	Prostaglandin-15-Dehydrogenase
Prostaglandin F_2	–	Prostaglandin-15-Dehydrogenase
5-Hydroxyperoxy-eicosatetraensäure (5-HPETE)	verstärkt Histaminfreisetzung, Chemotaxis, Chemokinese	Lipoxygenolyse
5-Hydroxyeicosatetra-ensäure (5-HETE)	wie für HPETE	wie für HPETE
12-Hydroxyperoxy-eicosatetraensäure (12-HPETE)	inhibiert Thrombozyten-zyklooxygenase (und Aggregation)	
15-Hydroperoxy-eicosatetraensäure	inhibiert Prostazyklinsynthese	
15-Hydroxyeicosate-traensäure	inhibiert 5-Lipoxygenase und T-Zellproliferation	
Leukotrien B_4	starke Chemotaxis	
Leukotrien C_4	starke Broncho- und Vasokonstriktion, Zunahme der vaskulären Permeabilität	Lipoxygenolyse über die 15-Lipoxygenase
Leukotrien D_4	starke Konstriktion der Luftwege distale Vasodilatation, Zunahme der vaskulären Permeabilität	Lipoxygenolyse
Leukotrien E_4	Bronchokonstriktion, Zunahme der vaskulären Permeabilität	Lipoxygenolyse
Thrombozyten-aktivierender Faktor (PAF, AGEPC)	Aggregation von Thrombozyten, Neutrophilen, TXA2-Bildung, Bronchokonstriktion	Bildung von 2-Lyso-AGEPC

gehören das Histamin, chemotaktische Peptide, der neutrophil chemotaktische Faktor (NCF), Heparin, Proteasen, saure Hydrolasen und oxidative Enzyme (Tab. 1a).

Zu den neugenerierten Faktoren zählen wir den Thrombozyten aggregierenden Faktor (PAF), die „slow reacting substance of anaphylaxis" (SRS-A), die als LTC_4, D_4 und E_4 identifiziert wurde, den lipidchemotaktischen Faktor für neutrophile und eosinophile Granulozyten (LTB_4 und dessen Isomere), eine Vielzahl von mono- und dihydroxylierten Eicosatetraensäuren wie auch die Zyklooxygenaseprodukte der Arachidonsäure, die Prostaglandine (Tab. 1b). Akute Reaktionen, die durch Mastzellen eingeleitet werden, sind durch die Freisetzung von Mastzellmediatoren bedingt [2, 6, 10, 13, 14, 20, 21, 23–26, 30, 31]. Sie werden einerseits aus den sekretorischen Granula freigesetzt (präformierte Mediatoren) und andererseits durch neugenerierte Mediatoren (Prostaglandin D_i, PAF, Leukotriene) induziert (Tab. 2). Die verzögert einsetzende IgE-abhängigen kutanen und wahr-

Tabelle 2 Freisetzung von Leukotrienen aus Zellen des Menschen

Quelle	Stimulus	Produkte
A Zellen in vitro		
Thrombozyten	CaI + AA	B_4, C_4
	CaI, Urat	B_4
Erythrozyten	LTA_4	B_4
Polymorphnukleäre Leukozyten		
Neutrophile	AA, FMLP, Zymosan	B_4
	CaI + AA, Bacteria	B_4, C_4
Eosinophile	IgG, FMLP	
	Zymosan	C_4
Mastzellen		
Lunge	IgE, CaI	B_4, C_4
Monozyten		
T-Lymphozyten	ConA, CaI	B_4
Peripheres Blut	CaI	
	Glucan Partikel	B_4, C_4
Makrophagen		
Peritoneal	CaI, Zymosan	B_4, C_4
Pulmonal, Alveolar	CaI + AA	B_4
Keratinozyten	Zymosan	
B Gewebe in vitro		
Lunge	IgE, CaI	B_4, C_4
	CaI	B_4, D_4, E_4

scheinlich auch pulmonalen Reaktionen bedingen einen Einstrom von Eosinophilen, Neutrophilen und mononukleären Zellen und können durch deren Aktivierung aufrechterhalten werden. Die physiologische Rolle von Mastzellen liegt vermutlich in der Inaktivierung von gewebsschädigenden Faktoren, in der Modulation des Bindegewebswachstums wie auch seiner Regeneration. Das lückenhafte Verständnis mastzellabhängiger, physiologischer und pathologischer Vorgänge resultiert aus den unzureichenden analytischen Methoden. Der Nachweis von Mastzellmediatoren in komplexen biologischen Flüssigkeiten gelingt daher häufig nicht.

Trombozyten-aktivierender Faktor (PAF)

Der Thrombozyten-aktivierende Faktor ist ein Phospholipidmediator der Entzündung, der von stimulierten Thrombozyten, polymorphkernigen Neutrophilen, Monozyten, Makrophagen und Mastzellen freigesetzt wird. Die Struktur von PAF konnte als 1-0-Alkyl-2-Acetyl-sn-Glyceryl-3-Phosphorylcholin identifiziert werden. Untersuchungen zu seiner Biosynthese ergaben, daß eine Phospholipase A_2 die Deacylierung von Alkyl-Acyl-Glycero-Phosphocholin (AGPC) katalysiert, so daß eine Fettsäure (bei neutrophilen Granulozyten zur 40% Arachidonsäure) und das sogenannte Lyso-PAF entstehen (Tab. 3). Es existieren noch keine exakten Studien über die Beteiligung der Phospholipase A_2. Da die enzymatische Aktivität bei pH 4.5 und in der Abwesenheit von Calcium nachweisbar war, wird die Beteiligung einer lysosomalen Phospholipase A_2 diskutiert. In der Gegenwart von Acetyl-Coenzym A wird das inaktive Lyso-PAF durch eine Acetyltransferase in das hochaktive PAF überführt. Die beteiligte Acetyltransferase wurde in Makrophagen, eosinophilen Granulozyten, sowie verschiedenen Gewebetypen nachgewiesen. In

Tabelle 3 Metabolisierung des Thrombozyten aggregierenden Faktors

$$\text{PAF} \underset{\text{acetyltransferase}}{\overset{\text{acetylhydrolase}}{\rightleftharpoons}} \text{Lyso-PAF} \underset{\text{phospholipase } A_2}{\overset{\text{acyltransferase}}{\rightleftharpoons}} \text{Alkylacyl-GPC}$$

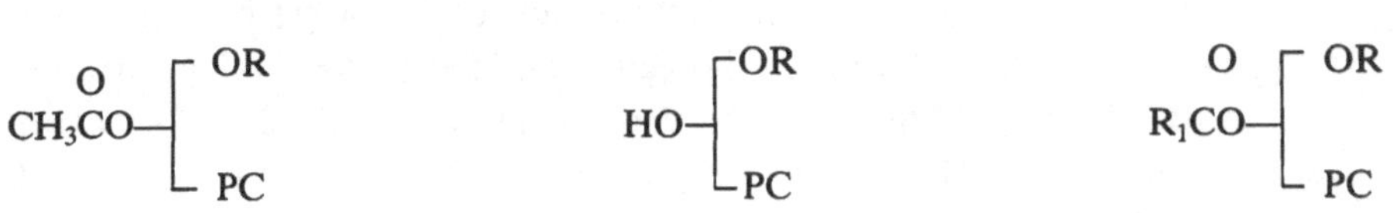

R: alkyl R_1: alkenyl, alkyl
PC: phosphocholine

allen untersuchten Fällen wird die Acetyltransferase aktiviert, indem durch eine Proteinkinase eine Phosphatgruppe vom ATP auf das Enzym übertragen wird [28, 32, 34].

Von den synthetisierenden Zellen (Thrombozyten, Granulozyten, Makrophagen etc.) kann PAF auch inaktiviert werden, indem eine Ca^{2+}-unabhängige Acetylhydrolase das PAF zu Lyso-PAF umsetzt. Aber auch im Plasma wurden Acetylhydrolasen nachgewiesen, die einen wesentlichen Kontrollmechanismus des PAF-Spiegels darstellen. Durch Acetyltransferasen wird eine lange Fettsäurenkette an diese Stelle transferiert. Die Acetyltransferase von Alveolarmakrophagen, Granulozyten und Thrombozyten liegt in der Mikrosomenfraktion vor.

PAF führt bei Thrombozyten zur Aggregation. Die Aktivierung der Thrombozyten durch PAF ist unabhängig von Arachidonsäuremetaboliten und ADP. Weiterhin ist PAF chemotaktisch für neutrophile und insbesondere für eosinophile Granulozyten. Es löst an Granulozyten physiologische Funktionen aus und aktiviert Makrophagen sowie die glatte Muskulatur. Die von PAF an neutrophilen Granulozyten ausgelösten Effekte können durch das Pertussis-Toxin inhibiert werden. Bei in vivo-Untersuchungen lassen sich nach i. v. Gabe von PAF anaphylaktische Reaktionen beobachten; bei intradermaler Injektion zeigt sich eine deutliche Akkumulation von Leukozyten. PAF ist chemotaktisch für humane eosinophile Granulozyten und stimuliert in diesen Zellen die LTC_4-Freisetzung. Aus den bisher vorliegenden Ergebnissen zeichnet sich ab, daß PAF ein natürlich vorkommender Mediator der Entzündung ist, der auch an allergischen und schockartigen Reaktionen beteiligt ist. Die starke biologische Aktivität, sowie die zu beobachtende stereospezifische Fähigkeit, Zellen zu desensibilisieren, wurden mit spezifischen Rezeptoren erklärt. Auf Thrombozyten, glatter Muskulatur und neutrophilen Granulozyten konnten PAF-Rezeptoren nachgewiesen werden. Kürzlich wurde gezeigt, daß die Inkubation mit PAF eine Hyperreaktivität der Atemwege induziert. Ob durch PAF dabei andere Mediatorensysteme aktiviert werden, bleibt abzuwarten, bis exakte analytische Meßsysteme zur Verfügung stehen, um die biologische Bedeutung von PAF einzuschätzen.

Biochemie der Arachidonsäure-Metabolisierung

Der erste Schritt in der Biosynthese der Cyclooxygenase-Produkte besteht in der Einführung zweier Sauerstoff-Atome in das Substratmolekül Arachidonsäure unter Bildung des Hydroperoxyendoperoxids Prostaglandin G_2 (PGG_2). Die gereinigte Cyclooxygenase beinhaltet auch eine peroxidase-ähnliche Aktivität, so daß das erste faßbare Produkt das Hydroxyendoperoxid Prostaglandin H_2 (PGH_2) ist. Ähnlich wie in der Leukotrien-Biosynthese kann auch hier eine Trien- (Dihomo-γ-Linolensäure), eine Tetraen- (Arachidonsäure) oder eine Pentaensäure als Ausgangsmolekül dienen. Während für die Leukotriene ein breitgefächertes Spektrum von 5-, 8-, 11-, 12- und 15-Lipoxygenasen mit ebenso vielen Primärprodukten zu finden ist, scheint in allen bisher untersuchten Geweben nur ein Cyclooxygenasetyp vorzuherrschen. PGH_2 nimmt im Cyclooxygenaseweg eine zentrale Stellung ein. Die Prostaglandine E_2 und D_2 werden durch die Einwirkung einer 11-Ketoisomerase bzw. 9-Ketoisomerase gebildet. $PGF_{2\alpha}$ entsteht aus PGH_2 auf nichtenzymatischem Weg oder aus PGE_2 über eine 9-Ketoreduktase. PGH_2 ist aber auch Ausgangspunkt für Arachidonsäure-Derivate, die nicht mehr den typischen Cyclopentanring der Prostaglandine aufweisen. PGH_2 wird durch eine Thromboxan-Synthase in Thromboxan A_2 umgewandelt und durch eine Prostacyclin-Synthase in Prostacyclin (PGI_2) [4, 6, 29].

Rolle der Leukotriene

Hauptmetabolite der Arachidonsäure in neutrophilen Granulozyten sind die Leukotriene (etwa $\mu g/10^7$ PMN nach Stimulation), während nur etwa 1 ng PGE_2 / 10^7 PMN nach Stimulation freigesetzt wird. Leukotriene sind Mediatoren, die Effekte auf vaskuläre Permeabilität, Chemotaxis und Kontraktion der glatten Muskulatur zeigen und an einer Vielzahl akuter und chronisch entzündlicher Vorgänge beteiligt sind. Die Biosynthese der Leukotriene wurde an neutrophilen Granulozyten zuerst beschrieben und wird durch eine 5-Lipoxygenase katalysierte Reaktion der Arachidonsäure eingeleitet. Als Zwischenprodukt entsteht zunächst die 5-Hydroperoxy-eicosatetraensäure (5-HPETE). Dieses Produkt ist der Vorläufer der 5-Hydroxyeicosatetraensäure (5-HETE), das geringe chemotaktische Aktivität zeigt und des Epoxyds Leukotrien A_4 (LTA_4), das eine zentrale Rolle in der Leukotrienkaskade spielt. LTA_4 wird enzymatisch zum chemotaktisch und chemokinetisch aktiven LTB_4 (SSS-12R-dihydroxy-6[Z]-8, 10 [E,E]-14[Z]-Eicosatetraensäure) hydrolisiert. Nichtenzymatisch reagiert LTA_4 zu chemotaktisch weniger aktiven Dihydroxysäuren wie 5S-12R-6-trans-LTB_4 und 5S-12S-12-epi-6-trans-LTB_4. LTB_4 wird durch Granulozyten mittels omega-Oxidation in seine inaktiveren Metabolite 20-OH-LTB_4 und 20-COOH-LTB_4 überführt [3, 4–6, 12, 16, 33].

LTA_4 wird ebenfalls in einer Glutathion-S-transferase katalysierten Reaktion mit Glutathion konjugiert, so daß das kontraktil aktive LTC_4 entsteht. LTC_4 wird mittels Abspaltung des Glutamylrestes durch γ-Glutamyltranspeptidase in LTD_4 überführt, das an einigen Zielstrukturen höhere Aktivität als LTC_4 zeigt. In einem weiteren Schritt wird durch eine Dipeptidase das Glycin vom LTD_4 entfernt, so daß das Endprodukt des Peptidoleukotrienmetabolismus nämlich das LTE_4 entsteht. Die Peptidoleukotriene LTC_4, D_4 und E_4 entsprechen der seit über 40 Jahren beschriebenen „Slow-Reacting Substance of Anaphylaxis" [4, 6].

Die biologischen Wirkungen der Leukotriene werden mit großer Wahrscheinlichkeit durch ihre Bindung an spezifische Rezeptoren ausgelöst. Resultate aus Bindungsstudien mit radioaktiv markierten Liganden erbrachten Hinweise, daß ver-

schiedene Rezeptoren für Peptidoleukotriene existieren. In neutrophilen Granulozyten wird LTC_4 bevorzugt von granulären Membranstrukturen mit unterschiedlicher Affinität gebunden.
Die Rezeptoren für LTB_4 sind deutlich von denen für Peptidoleukotriene zu unter unterscheiden; LTB_4 zeigt keine Kreuzreaktion mit Rezeptoren für Peptidoleukotriene. Spezifische sättigungsfähige Rezeptoren für LTB_4 auf polymorphkernigen Granulozyten sind beschrieben worden. Die 6-trans-Isomere des LTB_4 zeigen dabei eine Kreuzreaktion von 30–50%. Es konnten Rezeptoren mit hoher und niedriger Affinität unterschieden werden. Diese unterschiedlichen Rezeptoren werden für die chemotaktische und sekretorische Wirkung des LTB_4 verantwortlich gemacht. Die hochaffinen Rezeptoren sind offensichtlich für die chemotaktische Antwort neutrophiler Granulozyten von Bedeutung; während die niedrigaffinen Rezeptoren eine Rolle bei der LTB_4 induzierten Sekretion neutrophiler Granulozyten spielen. Granulozyten verlieren ihre Sensitivität gegenüber LTB_4 relativ schnell. Es wird ein spezifischer Prozeß vermutet, der zur Regulierung des Rezeptors führt. Da LTB_4 zu den Metaboliten 20-OH-LTB_4 und 20-COOH-LTB_4 umgesetzt wird, ergibt sich eine komplexe Situation, wobei sowohl der Ligand als auch der Rezeptor aus ihrer aktiven in eine inaktive Form überführt werden. Damit ist der neutrophile Granulozyt gleichzeitig Produzent und Regulator der Lipoxygenaseprodukte; Granulozyten führen also nicht nur die Synthese der Leukotriene durch (LTA_4, B_4, C_4); sie tragen auch Rezeptoren für LTB_4 und LTC_4; darüber hinaus wandeln sie die hochaktiven Syntheseprodukte zu den inaktiveren Metaboliten (LTD_4, LTE_4, 20-OH-LTB_4, 20-COOH-LTB_4) um. Somit kontrolliert der Granulozyt auch seine durch ihn ausgelöste Entzündungsreaktion. Eine Fehlleistung dieses Regulationsmechanismus könnte für fortdauernde Entzündungsprozesse verantwortlich sein.
Die jüngste Gruppe der biologisch aktiven Arachidonsäure-Metabolite sind die Lipoxine. Es handelt sich hier um dreifach hydroxylierte Arachidonsäure-Derivate mit einer konjugierten Tetraenstruktur, die aus Arachidonsäure unter Einwirkung einer 15-Lipoxygenase entstehen. Die Lipoxine stimulieren die Bildung von Superoxid-Anionen und degranulieren Granulozyten.

Klinische Bedeutung der Lipidmediatoren (Eicosanoide, PAF)

Für die Auslösung und Persistenz allergisch entzündlicher Reaktionen könnte die Induktion wie auch Metabolisierung der Lipidmediatoren von entscheidender Bedeutung sein (Tab. 4 u.5). Im Plasma wird LTC_4 schnell zu LTD_4 und dem stabilen und weniger aktiven Endmetaboliten LTE_4 umgewandelt. Die y-Glutamyltranspeptidase- und Dipeptidaseaktivitäten finden sich in neutrophilen Granulozyten und Makrophagen. Nach Stimulierung dieser Zellen werden die enzymatischen

Tabelle 4 Biologische Aktivitäten von Leukotrienen und PAF

LTB_4		LTC_4, D_4, E_4	PAF
Neutrophile Granulozyten: Chemotaxis (auch Eos.*) Chemokinese (auch Eos.) Aggregation Freisetzung lysosomaler Enzyme Superoxidproduktion Stimulation des Ca^{++}- und Na^{+}-Influx Freisetzung von intrazellulärem Ca^{++} Erhöhung des intrazellulären c-AMP Verstärkung der C3b-Rezeptorexpression (auch Eos.) Verstärkung komplementabhängiger zytotoxischer Reaktionen (auch Eos.) *Makrophagen, Monozyten:* Chemotaxis Chemokinese	*Lymphozyten:* Induktion von Suppressor-Zellen Supression der Proliferation Verstärkung von T-Zell-Faktoren (IL-2, IFN-Y) Verstärkung der Zytoxizität (NK- und NC-Zellen) *Gewebe:* Verstärkung der vaskulären Permeabilität in Anwesenheit von PGE_2 Kontraktion von Lungengewebe (über TxA_2) Stimulation der Myelopoese Sekretionserhöhung von Insulin	*Gewebe:* Kontraktioin glatter Muskulatur (Ileum, Bronchien, Trachea, Uterus, Lungenparenchym) Vasokonstriktion Erhöhung der vaskulären Permeabilität (Plasmaexsudation) Stimulation der Mucusproduktion Stimulation der Prostacyclin-Freisetzung (Endothellen» Freisetzung des Luteinisierenden Hormones, LH, (Hypophyse) Proliferation von glomerulären Endothelzellen *Makrophagen:* Freisetzung von Prostaglandinen und Thromboxan *Lymphozyten:* Verstärkung der zytotoxischen Zellaktivität	*Trombozyten:* Aggregation Mediatorfreisetzung (z. B TxB_2) Proteinphosphorylierung *Monozyten:* Aggregation *Neutrophile Granulozyten:* Aggregation Mediatorfreisetzung (z. B. LTs) Superoxidproduktion (respiratory burst) *Gewebe:* Anstieg der vaskulären Permeabilität (Ödembildung) Kontraktion glatter Muskulatur (Ileum, Bronchien) Systemische Hypotension Pulmonale Hypertension Verstärkte Glykogenolyse (Leber) Neutropenie Intestinale Nekrosen

* auch Eos. = gilt auch für eosinophile Granulozyten

Aktivitäten freigesetzt und können somit dem entzündlichen Potential der Lipidmediatoren entgegenwirken. Chemotaktisch aktives LTB_4, das in besonders hohem Maße durch neutrophile Granulozyten gebildet wird, kann durch die Omega-Oxidation zu den biologisch inaktiven 20-Hydroxy- und 20-Carboxy-Metaboliten transformiert werden. Eosinophile und mononukleäre Zellen haben nur geringe LTB_4-Hydroxylase-Aktivität. Dies bedeutet wiederum, daß ein chemotaktischer Gradient, der durch Bildung von LTB_4 zustande kommt, durch Neutrophile abgebaut werden kann. Eosinophile, Monozyten und Lymphozyten sind dazu nicht in der Lage. Ob diese ineffiziente Metabolisierung für Erkrankungen des oberen Respirationstraktes von Bedeutung ist, muß durch künftige Untersuchungen belegt werden. Aktivierte Neutrophile, mononukleäre Zellen und insbesondere Eosinophile können Cysteinyl-Leukotriene (LTC_4, D_4, E_4) in die biologisch inaktiven trans-Isomere des LTB_4 und in die polaren Sulfoxide umwandeln. Auch dieser

Tabelle 5 Leukotriene und Erkrankungen des Menschen

Krankheitsbilder	Stimulus	Produkte
ASTHMA		
Plasma	Asthmaattacke	SRS, C_4
Sputum		C_4, D_4
Lungengewebe	allergischer Stimulus	C_4, D_4, E_4
ALLERGIE		B_4, C_4, D_4, E_4
allergische Rhinitis (Nasenlavage)		
allergische Rhinoconjunktivites (Tränenflüssigkeit)		B_4, C_4, D_4, E_4
Hautblasenflüssigkeit		C_4, D_4
HAUTERKRANKUNGEN		
Psoriasis, Hautblasenflüssigkeit		C_4, D_4
Urticaria pigmentosa		B_4
entzündliche ERKRANKUNGEN		
Darmmukosa		B_4
rheumatoide Arthritis (Synovialflüssigkeit)		B_4
Gicht (Synovialflüssigkeit)		B_4
chronisch granulomatöse Erkrankungen (Neutrophile)	CaI + AA	B_4
Hypereosinophilie, Eosinophile	CaI	B_4, C_4, D_4
ARDS		B_4, C_4, D_4
Chronische Bronchitis, Sputum		B_4, C_4, D_4
Cystische Fibrose, Sputum		B_4, D_4

Tabelle 6 Biologische Aktivitäten der granulären Proteine von Eosinophilen

ECP:	Zytotoxisch für Parasiten und Eukaryonten-Zellen, Neurotoxisch: Interaktion mit dem Koagulations- und Fibrinolysesystem Supprimiert die T-Lymphozytenproliferation, induziert Histaminfreisetzung aus Mastzellen und Basophilen
EDN:	Neurotoxisch:
EPO:	Peroxidase-Aktivität: zytotoxisch für Parasiten, Bakterien, Eukaryonten-Zellen: Inaktivierung von Entzündungsmediatoren (z. B. LTC_4, LTD_4, LTE_4): Inaktivierung von phagozytischen und chemotaktischen Rezeptoren
EPX:	Zytotoxisch für Parasiten: Neurotoxisch, supprimiert die T-Zellproliferation
MBP:	Zytotoxisch für Parasiten und Eukaryonten-Zellen: induziert Histaminfreisetzung aus Mastzellen und Basophilen

ECP = Eosinophil-kationisches Protein; *EDN* = eosinophiles Neurotoxin; *EPO* = Eosinophilen-Peroxidase; *EPX* = eosinophiles Protein X; *MBP* = Hauptbasisches Protein

Mechanismus ist als zellbiologische Gegenregulation bei Entzündungsprozessen zu verstehen. Diese Befunde besagen, daß für das Ausmaß des Entzündungsprozesses nicht nur die Endkonzentration eines Mediators entscheidend ist, sondern auch die Fähigkeit gegenregulatorische Maßnahmen durchzuführen, berücksichtigt werden muß. Eine besondere starke LTC_4-Freisetzung aus eosinophilen Granulozyten wird von Zellen geringerer Dichte („hypodens") nach Stimulation erhalten [9]. Darüber hinaus zeigten Patienten mit Hypereosinophilie eine erhöhte Konzentration von MBP in Sekreten. Das MBP kann wiederum Histamin aus humanen Basophilen freisetzen. Diese Beobachtungen unterstreichen, daß Eosinophile im Rahmen pathophysiologischer Prozesse wirksame Effektorzellen sind und Entzündungsreaktionen darüber hinaus verstärken. Tabelle 6 faßt die Bedeutung einiger granulärer Proteine aus Eosinophilen für das entzündliche Geschehen zusammen [38].

Eosinophile Granulozyten, die von Patienten mit saisonaler allergischer Rhinitis isoliert wurden, zeigten eine erhöhte Chemilumineszenzantwort auf einen Phagozytosereiz (opsonisiertes Zymosan) im Vergleich zu Eosinophilen, die von gesunden Probanden erhalten wurden. Diese verstärkte Chemilumineszenz trat zu einem Zeitpunkt auf, an dem die klinische Symptomatik ausgeprägt vorlag. Da die Chemilumineszenz durch freigesetzte Produkte des „respiratorischen Bursts" zustandekommt, die wiederum toxische Effekte ausüben, kommt es somit zu entzündlichen Reaktionen im Respirationstrakt. Inwieweit die Heterogenität von eosinophilen Zellpopulationen für das Ausmaß der Mediatorenfreisetzung verantwortlich ist, muß in Zukunft überprüft werden.

Die vielfältigen Eigenschaften der Lipidmediatoren führen somit zu mannigfaltigen interzellulären Auswirkungen (Tab. 4 u. 5). Dazu gehören:

a) antagonistische oder unterstützende Einflüsse auf die Biosynthese eines spezifischen Produktes,

b) synergistische oder antagonistische Effekte auf Zielzellen und

c) verstärkende Effekte infolge der Freisetzung von sekundären Metaboliten aus Zellen, die durch das entsprechende Produkt ausgelöst werden.

Für das erste Beispiel kann die Suppression wie auch die Verstärkung der SRS-A-Freisetzung aus der menschlichen Lunge angeführt werden, wenn sie entweder mit PGE_2 oder $PGF_{2\alpha}$ vorbehandelt wurde, ferner die Suppression der SRS-A-Freisetzung aus der Peritonealhöhle der Ratte nach Vorbehandlung mit PGI_2. Für das zweite Beispiel, d. h. für die Interaktion der Metabolite auf der Ebene der Zielzellen spricht die synergistische Wirkung von PGD_2 auf die chemotaktische Antwort von menschlichen Granulozyten gegenüber LTB_4. Der dritte Typ der Interaktion wird dadurch belegt, daß Thromboxan A_2 aus der Meerschweinchenlunge durch LTC_4 freigesetzt wird [4, 6].

Diese Befunde zeigen sehr deutlich, daß die pathologische Reaktion eines Entzündungsmediators als Summe seiner Umfeldkomponenten gesehen werden muß, d. h. die überschießende Beantwortung eines Entzündungsreizes ist nicht notwendigerweise durch die Quantität des entsprechenden Mediators bestimmt, sondern kann durch das Fehlen von gegenregulatorischen Mechanismen bedingt sein. Wie bereits ausgeführt, können Arachidonsäuremetabolite durch andere entzündungsauslösende Faktoren (z. B. Anaphylatoxine, Bradykinin, PAF, Umweltchemikalien, Pestzizide, basische Peptide) in außerordentlich hohem Maße gebildet werden. Damit erklärt sich eine Wechselwirkung von Entzündungsmediatoren, die je nach ihren physikalischen Eigenschaften bei einem geringen Molekulargewicht schnell am Wirkort erscheinen und bei einer bereits bestehenden Entzündung durch höhermolekulare Entzündungsfaktoren z. B. durch Komplementfragmente oder Lymphokine abgelöst werden. Diese können ihrerseits wieder Lipidmediatoren freisetzen. Es ist zu berücksichtigen, daß die Kooperation der Mediatoren sowohl situations- als auch lokalisationsabhängig variiert. Leukotriene wie auch monohydroxylierte Eicosatetraensäure induzieren pathophysiologische Reaktionen wie Asthma, Bronchospasmus, Mukosa-Ödem, zelluläre Infiltration, Mukusproduktion und eine verschlechterte Schleimclearance. Leukotriene und Lipoxygenaseprodukte können bei unterschiedlichen Formen von obstruktiven Atemwegserkrankungen nachgewiesen werden. In den Bronchiallavagen von Patienten mit akutem respiratorischen Distress-Syndrom wurden LTE_4 und LTC_4 nachgewiesen. O'Driscoll et al. [33] beschrieben bei Patienten mit zystischer Fibrose das Auftreten von LTB_4, C_4 und D_4 im Sputum. Diese Mediatoren können somit für die massive Atemwegsobstruktion, für die gesteigerte Schleimbildung und für die im Sputum vorliegende Neutrophilie bei der zystischen Fibrose verantwortlich sein. Menschliche Granulozyten und mononukleäre Zellen können darüber hinaus durch Bakterien, die spezifische Adhäsine exprimieren, wie auch nach Toxineinwirkung unter sublytischen Bedingungen zur Leukotrienfreisetzung aktiviert werden [7, 8, 17, 35]. In welchem Umfang damit diese Mediatoren für die Induktion einer bakteriellen Infektion nach Kolonisierung des Mikroorganismus auf der Schleimhaut verantwortlich sind, ist ein hochinteressantes Feld und könnte wichtige Erkenntnisse für die Pathogenese der bakteriellen Entzündung erbringen. Für den oberen Respirationstrakt bedeutet dies, daß die irreversible Adhäsion von Bakterien zur Freisetzung von mono- und dihydroxylierten Eicosatetraensäuren führt; diese können ihrerseits den Epithelverband auflockern und wie bereits dargestellt, die Mukoziliartätigkeit schädigen. Die gebildete Arachidonsäure oder auch die monohydroxylierten Eicosatetraensäuren (z. B. 15-HETE) können wiederum Mastzellen zur Leukotrienfreisetzung aktivieren, die ein Entzündungs- und chemotaktisches Potential aufbauen. Epithelzellen des Respirationstraktes stellen somit zunächst eine erste Abwehrbarriere für hochmolekulare Substanzen wie z. B. Antigene dar. Diese dichte Barriere kann durch Faktoren (Viren, bakterielle Toxine, Gase, immunologisch entzündliche Vorgänge), welche die Permeabilität der Mukosa verändern, aufgelockert werden. Hierdurch könnte das Antigen in die epitheliale Mukosa eindringen und somit eine größere Anzahl von vorhandenen Mastzellen aktivieren. Ein möglicher Reaktionsweg entzündlicher Reaktionen im

oberen Respirationstrakt kann darin gesehen werden, daß Histamin für die Auswirkung der frühen entzündlichen Veränderungen im oberen Respirationstrakt verantwortlich ist. Neugenerierte Mediatoren aus Mastzellen führen zur Mukus-Sekretion, Veränderungen seiner Konsistenz, zum Einstrom von Neutrophilen u. a.. Die subakute, chronische Entzündungsphase wird durch Eosinophile, Neutrophile, mononukleäre Zellen wie auch Basophile beherrscht; die letzteren werden unter dem Einfluß von T-Zellen chemotaktisch angelockt und aktiviert.
Für die Pathogenese der Rhinovirusinfektion im oberen Respirationstrakt ergeben sich interessante Aspekte. Virale Infektionen des nasalen Epithels werden als ein „Trigger" für die Auslösung entzündlicher Reaktionen betrachtet, die damit zur klinischen Manifestation der Erkrankung führen. Unter den Entzündungssubstanzen, die eine vaskuläre Dilatation, Ödem und/oder Stimulation der glandulären Sekretion in der Nase herbeiführen, sind Histamin, Prostaglandine, Leukotriene, TAME-Esterase und Kinine. Die Bedeutung einzelner Mediatoren ist bislang nicht exakt umschrieben. Es gibt jeoch Befunde, daß epitheliale Zellen aus Trachealgewebe in der Kultur Prostaglandin E_2, Leukotrien B_4 und 15-Hydroxy-Eicosatetraensäure (15-HETE) generieren können. Die 15-HETE kann aus Mastzellen wiederum LTC_4 freisetzen. Man könnte somit annehmen daß die Rhinovirusinfektion durch Freisetzung dieser Mediatoren eine entzündliche Kaskadenreaktion auch in der nasalen Mukosa induziert. Inwieweit virale Infektionen im oberen Respirationstrakt zusätzlich eine spezifische IgE-Antikörper-Antwort auslösen, ist in einigen Arbeiten belegt, die jedoch weiterer Bestätigung bedürfen. Für RS-, Influenza und Parainfluenza-Infektionen gibt es diesbezüglich Hinweise. Dem Histamin scheint bei der Virus-induzierten Entzündungsreaktion eine geringere Bedeutung zuzukommen, die Anzahl an Mastzellen in der nasalen Mukosa wie auch das Fehlen eines Histaminanstieges in der nasalen Sekretion unter der Rhinovirusinfektion stimmt mit Befunden aus klinischen Untersuchungen überein, daß Antihistaminika kaum eine therapeutische Aktivität bei Virusinduzierten Erkältungskrankheiten haben. Winther et al. zeigten durch histopathologische Untersuchungen, daß eine zunehmende Anzahl von polymorphnukleären Leukozyten im nasalen Epithel bei Patienten mit einer Rhinovirusinfektion vorliegt. Die Aktivierung dieser Granulozyten könnte natürlich ein großes Potential für weitere Lipidmediatoren darstellen.
Prostaglandin E_2 wurde auch in nasalen Sekreten bei Patienten mit allergischer Rhinitis gefunden. Eine Differenzierung von Prostaglandin E_2 aus dem Blut erscheint wegen der außerordentlich geringen Konzentration unwahrscheinlich. Es gibt Hinweise dafür, daß die Nasenmukosa Prostaglandine synthetisiert und die Metabolite in der nasalen Sekretion auftreten. Prostaglandin E_2 kann in der Nasenmukosa des Schweins synthetisiert werden und wird durch eine 15-Hydroxy-Prostaglandin-Dehydroxygenase inaktiviert. Prostaglandine der E-Reihe sind hochaktive nasale Vasokonstriktoren und sind etwa 10mal so aktiv wie Adrenalin.
Das Freisetzungsprofil für Peptido-Leukotriene (LTC_4, D_4, E_4) ist bei Patienten

mit Erkrankungen des Respirationstraktes erhöht. Die durch das Calcium-Ionophor A 23 187 induzierte Produktion von SRS aus peripheren Granulozyten wurde an vier Patientengruppen vorgenommen; darunter waren 10 Patienten mit extrinsischem Asthma, fünf mit der gemischten Form („mixed form"); 10 mit intrinsischem Asthma und 10 normale Kontrollprobanden. Die SRS-Produktion war sehr viel höher aus Zellen, die von Probanden mit extrinsischem Asthma erhalten wurden als aus Zellen von Patienten mit der gemischten Form oder mit intrinsischem Asthma.

Wie komplex das Wechselspiel von Zellen mit löslichen Faktoren ist, belegen u. a. die Befunde von Ogawa et al.. Sie untersuchten die Ursache der Eosinophilie in Polypen, die nicht mit einer atopischen Erkrankung einherging. In dieser Studie wurde gezeigt, daß IgG-Immunkomplexe vermehrt in der Gewebsflüssigkeit vorlagen. In der Vergangenheit wurde beobachtet, daß Lymphokine u. a. auch eosinophil-chemotaktisch sind und daß ferner die Induktion dieser Lymphokinfreisetzung durch IgG-Immunkomplexe zustandekommt. IgG-Immunkomplexe aktivieren ihrerseits wiederum Eosinophile und führen zur Freisetzung ihrer lysosomalen Enzyme. Diese spalten die Komplementkomponente C5 zu C5a. Das C5a ist wiederum ein potenter eosinophil chemotaktischer Faktor; dies gilt insbesondere dann, wenn die Eosinophilenkonzentration bereits 10% der gemischten Zellpopulation beträgt.

Mit der Kenntnis der Lipoxygenasefaktoren wie auch ihrer induzierenden und metabolisierenden Enzyme, eröffnen sich neue pharmakologische Ansatzpunkte, um Entzündungsreaktionen des oberen Respirationstraktes zu behandeln. Es bleibt abzuwarten, wie wirksam z. B. Leukotrienrezeptor- oder PAF-Antagonisten im Vergleich zu den bisher bekannten Pharmaka sind.

Interzelluläre Reaktionen bei allergischen und entzündlichen Erkrankungen

Allergisch und entzündlich induzierte Reaktionsabläufe, die primär die Mastzelle zum Ziel haben, können durch immunologische Stimuli (Typ I–IV) in unterschiedlichem Maße gesteuert werden (Tab. 7). Zwar hat das IgE die höchste Affinität zur Mastzelle und zu den Basophilen (Fcε-RI), die Zellen können aber ihrerseits durch Reaktionsprodukte von Monozyten hinsichtlich ihrer Sekretionsbereitschaft moduliert sein. Die Ausbildung von niedrigaffinen Fcε-Rezeptoren (FcεRII) an einer Vielzahl von Entzündungszellen (Makrophagen, Monozyten, Eosinophile, T- und B-Lymphozyten) zeigt an, daß auch bei einer selektiven IgE-Antwort neben der Mastzellaktivierung eine Vielzahl von zusätzlichen zellbiologischen Reaktionen abläuft. Die vielfältigen Auswirkungen der Entzündungsmediatoren sorgen für eine weitere Ausweitung des Entzündungsgeschehens. Das Kontinuum der zellbiologischen Interaktionen erklärt auch die späte Reaktionsphase der

Tabelle 7 Aktivierung von Entzündungszellen durch FC_ε-Rezeptor II

Zelltyp	Freisetzung von
Mononukleäre Phagozyten	Lysosomale Enzyme Plasminogen Aktivator Interleukin 1 Cysteinyl-Leukotriene Prostaglandine PAF
Eosinophile	Sauerstoffmetabolite Peroxydase (EPO) PAF
Thrombozyten	Sauerstoffmetabolite Cytocidale Mediatoren

IgE-induzierten allergischen Reaktion: Esosinophile oder neutrophile Granulozyten können Mediatoren produzieren, die Mastzellen oder Basophile aktivieren; so können Eosinophile kationische Proteine und LTC_4 freisetzen; die kationischen Proteine (wie z. B. das MBP) führen zur Schädigung des Epithels im Respirationstrakt und zur Verschlechterung der Zilienfunktion.

Lösliche Antigen-Antikörperkomplexe aktivieren das Komplementsystem. Die anaphylaktischen Peptide (C3a, C4a, C5a) führen an Mastzellen und basophilen Granulozyten zur Sekretion von präformierten und neugenerierten Mediatoren, bei neutrophilen Granulozyten, Monozyten, Makrophagen und Thrombozyten zur Freisetzung von Prostanoiden und lysosomalen Enzymen. Sie sind außerdem chemotaktisch und spasmogen aktiv. Das größere Komplementbruchstück C3b wie auch die terminalen Komplementkomponenten C5b–C9 aktivieren Makrophagen und führen u. a. zur Eicosanoid- und Cytokin-Freisetzung. Sensibilisierte T-Lymphozyten können nach Antigenkontakt Lymphokine freisetzen. Lymphozytäre Faktoren mit chemotaktischer Aktivität für Basophile und Eosinophile sind bekannt. Darüber hinaus können lymphozytäre Faktoren des Sekretionsausmaß modulieren und verstärken. Aktivierte Makrophagen und auch Mastzellen entlassen tryptische Enzyme, die Komplementkomponenten in biologisch aktive Spaltprodukte umwandeln. Die Bedeutung der Neuropeptide für die Induktion und Modulation immunpathologischer Vorgänge und ihr Einfluß auf die Effektorzellen des Immunsystems ist unbestritten. Die Mastzellreagibilität kann unter dem Einfluß der umgebenden zellulären Signale verändert sein. Ob die Heterogenität der Mastzelle mit unterschiedlichen Reifungsstadien verbunden ist und inwieweit „Subpopulationen" von Mastzellen für die örtliche Ausprägung der entzündlichen- und allergischen Erkrankung mitverantwortlich sind, bleibt abzuwarten.

Die heutige zellbiologische Sicht zur Analyse des Krankheitsbildes „Allergie" unterstreicht mehr denn je, daß es sich hier um ein Kontinuum von zellbiologischen Wechselwirkungen handelt. Es ist selbstverständlich, daß allergische Reaktionen durch Infektionen überlagert sein können, wodurch häufig die eindeutige immunologische Zuordnung des Reaktionsbildes verschleiert wird. Allergische Reaktionen werden somit durch die gleichen Mechanismen ausgelöst wie die zellbiologischen Reaktionen der protektiven Infektabwehr. Warum in dem einen Fall eine Schädigung erfolgt, ist unklar. Inwieweit die genetische Disposition eine Rolle spielt, unterliegt weiteren Untersuchungen.

Literatur

[1] Agius, R. M., P. H. Howarth, M. U. Church. Luminal mast cells of the human respiratory tract. In: A. D. Befus etal. (ed): Mast cell differentiation and heterogeneity, pp. 277–288. Raven Press New York 1986.

[2] Atkins P. C., M. Norman, H. Weiner: Release of neutrophil chemotactic activity during immediate hypersenitivity reactions. Ann. Med. **86** (1976) 415.

[3] Atluru D., J. S. Goddwin: Control of polyclonal immunoglobulin production form human lymphocytes by leukotrienes: leukotriene B_4 induces an OKT8(+), radiosensitive suppressor cell from resting, human OKT8(-) T cells. J. Clin. Invest. **74** (1986) 1444–1450.

[4] Bach M. K.: Prospects for the inhibition of leukotriene synthesis. Biochem. Pharmacol. **33** (1984) 515–521.

[5] Becker E. L.: Leukocyte stimulation: receptor, membrane, and metabolic events. Fed. Proc. **45** (1986) 2148–2150.

[6] Bray M. A.: Leukotrienes in inflammation. Agents and Actions 1986: 87–113.

[7] Bremm K. D., W. König, Ph. Pfeifer: Effect of thiol activated toxins (streptolysin O, alveolysin, theta-toxin) on the generation of leukotrienes, leukotriene inducing and metabolizing enzymes from human polymorphnuclear granulocytes. Infect. Immun. **50** (1985) 844–851.

[8] Bremm, D. D., W. König: Die Rolle der neutrophilen Granuzlozyten für die mikrobielle Infektabwehr – Signalübertragung und Freisetzung proinflammatorischer Mediatoren. Dtsch. Med. Wochenschr. (im Druck).

[9] Bruynzeel, P. L. B., T. T. M. Kok, M. L. Hamelink, et al.: Exclusive leukotriene C_4 synthesis by purified human eosinophils induced by opsonized zymosan. FEBS **189** (1985) 350–354.

[10] Capron, A., J. P. Dessaint: IgE receptors on inflammatory cells. Annales de L'Institut Pasteur Immunology, Forum IgE receptors 137C (1986).

[11] Claman, HN: Mast cells, T cells and abnormal fibrosis. Immunol. Tod. **6** (1985) 192–195.

[12] Ford-Hutchinson, A. W.: Leukotrienes: their formation and role as inflammatory mediators. Fed. Proc. **44** (1985) 25–29.

[13] Foreman, J. C.: Substance P and calcitonin gene-related peptide: effects on mast cells and in human skin. Int. Archs. appl. Immunol. **82** (1987) 366–371.

[14] Fox, C. C., A. Kagey-Sobotka, R. P. Schleimer, et al.: Mediator release from human basophils and mast cells from lung and intestinal mucosa. Int. Archs. All. appl. Immunol. (1985) 130–136.

[15] J. S. Goodwin, J. S., D. Atuluru, S. Sierakowski et al.: Mechanism of action of glucucorticosteroids. J. Clin. Invest. **77** (1986) 1244–1250.

[16] Hammarström S: Leukotrienes. Ann. Rev. Biochem. **52** (1983) 355.

[17] Henricks, P. A. J., M. van der Tol, J. Verhoef: Production of leukotriene B_4 by polymorphnuclear leukocytes. during phagocytosis of Staphylococcus aureus. Agents and Actions **17** (1985) 388–389.

[18] Holgate, S. T., C. Hardy, C. Robinson, et al.: The mast cell as primary cell in the pathogenesis of asthma. J. All. Clin. Immunol. **77** (1986) 274–281.

[19] Ihle, J. N. , Y. Weinstan: Immunological regulation of hematopoetic, lympoid stem cell differentiation by Interleukin-3. Adv. Immunol. **39** (1986) 1–50.

[20] Imagawa, D. K., N. K. Osifchini, L. E. Ramm, et al.: Release of arachidonic acid and formation of oxygenated derivatives after complement attach on macrophages: role of channel formation. J. Immunol. **135** (1986) 4637–4643.

[21] Ishizak, T, J. R. White, A. Saito: Activation of basophils and mast cells for mediator release. Int. Arch. All. appl. Immunol. **82** (1987) 327–332.

[22] Kay, A. B.: Allergy and the inflammatory response: In: P. Venge, A. Lindbohm (eds.): Inflammation – Almquist and Wiksell, pp. 405–424. Trykeri, Uppsala 1985.

[23] König, W., P. Pfeifer, W. Schönfeld, etal.: Immunpathologie des oberen Respirationstraktes. Springer-Verlag Archives of Oto-Rhino-Laryngology, Supplement 1987/1 (1987) 1–84.

[24] König, W., J. Knöller, W. Schönfeld etal.: The role of bacterial adherence, bacterial exo- and endotoxins for the induction of inflammation. In: J. P. Revillard, C. Voisin, N. Wierzbicke (eds.): Mucosal Immunity, IgA and polymorphnuclear neutrophils, Fundation Franco-Allemande, resues varis (1985) 254–264.

[25] König, W., K. Theobald, P. Pfeiffer, et al.: Immunologische Grundlagen der klinischen Allergie. Med. Klin. **80** (1985) 687–694.

[26] König, W., A. Bohn, J. Knöller et al.: Immunbiologische Membranrezeptoren und ihre Bedeutung für die zelluläre Aktivierung. Verh. Anat. Ges. **79** (1985) 39–49.

[27] König, W., A. Bohn, I. Rauschen et al.: Die Mastzelle und der Arachidonsäurestoffwechsel als zentrale Effektoren allergischer Bronialobstruktion. Der Internist **26** (1985) 182–194.

[28] Lee T. C. H., F. Synder: Function, metabolism, and regulation of platelet activating factor and related ether lipids. In: J. F. Kno (ed.): Phospholipids and cellular regulation, Vol. 11, Chapter I, pp. 1–40. CRC-Press 1985.

[29] Lewis, G. P., M. L. Barrett: Immunosuppressive actions of prostaglandins and the possible increase in chronic inflammation after cyclooxygenase inhibitors. Agents and Actions **19** (1986) 59–65.

[30] Lewis, R. A., K. F. Austen: Mediation of local homeostasis and inflammation by leukotrienes and other mast cell-dependent compounds. Nature (Lond.) **295** (1981) 103.

[31] Marone, G.: The role of basophils and mast cells in the pathogenesis of pulmonary diseases. Int. Archs. All. appl. Immunol. **76** (1985) 70–82.

[32] Morley, J.: Platelet activating factor and asthma. Agents and Actions **19** (1986) 100–109.

[33] O'Driscoll, B. R. C., O. Cromwell, B. Kay: Sputum leukotrienes in obstructive airway diseases. Clin. Exp. Immunol. **55** (1983) 397.

[34] Pirotzky, E., A. Pfister, J. Benveniste: A role of PAF-acether (platelet-activating factor) in acute skin inflammation? Brit. J. Dermatol. **13** (1985) 91–94.

[35] Scheffer, J., W. König, J. Hacker, et al.: Bacterial adherence and hemolysin production from E. coli induces histamine and leukotriene release from various cells. Infect. Immun. **50** (1985) 271–278.

[36] Schleimer, R. P., C. C. Fox, R. M. Nacleiro et al.: Role of human basophils and mast cells in the pathogenesis of allergic diseases. J. All. Clin. Immunol. **76** (1985) 369–374.

[37] Szperalski, B., W. König: Regulatorische Faktoren der zellulären Immunreaktion. Immun. Infekt. **12** (1984) 163.

[38] Venge, P.: The neutrophil granulocyte and its role in inflammation. In: P. Venge, A. Lindbom (eds.): The inflammation process, pp. 145–159. Almqvist and Wiksell, Stockholm (1985).

[39] Wassermann, S. J.: Future pharmacologic agents and maneuvers in asthma therapy. J. All. Clin. Immunol. **76** (1985) 405–408.

Mechanismen der Bronchialobstruktion

W. Petro

Physikalische Grundlagen

Der Gasaustausch in der Lunge als zeitgleicher Ablauf von Ventilation, Diffusion, Perfusion und Verteilung unterliegt im ersten Kettenglied dieser Teilkomponenten, der Ventilation, einfachen physikalischen Gesetzen. Kenngröße dieser Zusammenhänge ist das Verhältnis von Strömung und Druck in den Atemwegen. Der zur Beschleunigung der Atemluft nötige Energieaufwand ist dabei eine recht unbedeutende Größe. Im Gegensatz dazu jedoch sind die notwendigen Kräfte zur Überwindung von Reibungswiderständen bei laminarer Strömung und Druckwiderständen bei turbulenter Strömung beschreibenswert (Tab. 1). Im Hagen-

Tabelle 1 Hagen-Poiseuille'sches Gesetz und Reynold-Zahl

Hagen-Poiseuille'sches Gesetz	Reynold-Zahl
$P = \frac{8 \cdot \text{Viskos.} \cdot \text{Länge} \cdot \text{Strömung}}{\pi \cdot \text{Radius}^4}$	$P = \frac{\text{Dichte} \cdot \text{Strömung}^2}{2\pi \cdot \text{Radius}^2}$

Poiseuille'schen Gesetz liegt der Schlüssel zum Verständnis der fatalen klinischen Auswirkungen einer veränderten Atemwegsgeometrie: Schon bei einer Verkürzung der Myofibrillen des Bronchialmuskels um 10% vermindert sich der Atemwegsradius um die Hälfte. Diese Verkleinerung verursacht eine Widerstandserhöhung um das 16-fache (Abb. 1). Daraus ergeben sich nennenswerte Konsequenzen in den peripheren Atemwegen, die von vornherein einen kleinen Durchmesser besitzen mit hohen Strömungswiderständen. Dieser Effekt wird verstärkt durch turbulenzbedingte Druckwiderstände. Wenn diese auch vorwiegend im Bereich der anatomischen Engstellen (z. B. Stimmbänder) auftreten (Tab. 2), werden bei abrupten Änderungspunkten der Atemwegsoberfläche (z. B. Mukusplaques) diese Turbulenzen durch starke Strömungszunahme bei gleichzeitiger Radiusabnahme bei Überschreiten einer kritischen Reynold-Zahl mechanisch wirksam.

Pneumologisches Kolloquium 4

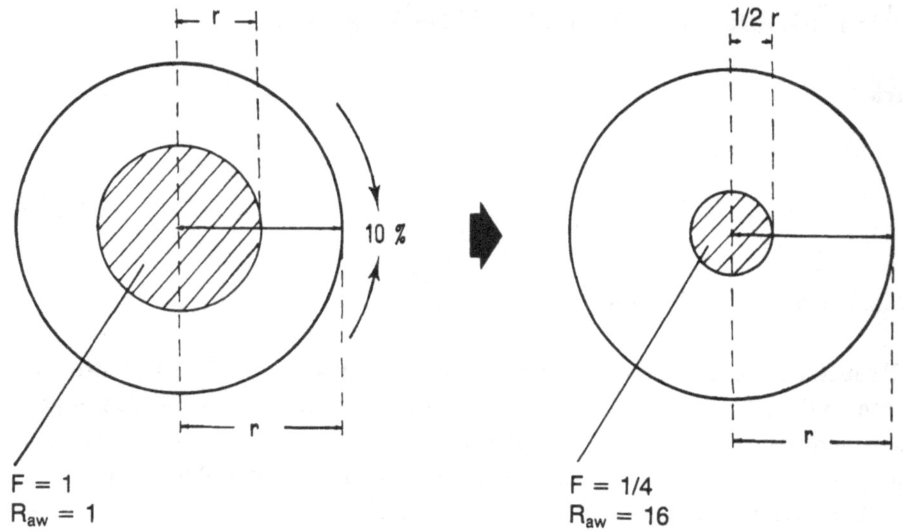

Abb. 1 Schematisierte Darstellung des Hagen-Poiseuille'schen Gesetzes anhand des Bronchusdurchmessers mit Radiusverminderung um die Hälfte des Ausgangswertes (Einzelheiten im Text).

Tabelle 2 Lokalisationsmöglichkeit der Obstruktion in den Atemwegen

Zentrale Atemwege		periphere Atemwege
extrathorakal:	Nase	kleine Bronchien
	Glottis	(< 2 mm)
	Trachea	Bronchioli
intrathorakal:	Trachea	
	Bronchien	

Anatomie der Atemwege

Betrachtet man die mechanischen Besonderheiten der Atemwege, so ist der Atemwegswiderstand in den zentralen Bereichen von Nase, Glottis und Trachea (Abb. 2) bis hin zur 11. Atemwegsgeneration am höchsten [14]. Der Widerstand nimmt zur Peripherie hin deutlich ab. Diese Tatsache hatte bei physiologischer Betrachtungsweise zum Modell der sog. „Lungentrompete" geführt, die die Änderung des Durchmessers von der Trachea bis zu den Bronchiolen veranschaulicht. Aus dieser Besonderheit ergibt sich auch der klinische Befund, daß eine periphere Atemwegsobstruktion im Bereich der sog. „small airways" wenig Atemnot auslöst, dabei aber eine massive Gasaustauschstörung zeigen kann. Fast gleichartig verhält sich die Strömungsgeschwindigkeit in den Atemwegen (Abb. 3), die ihre

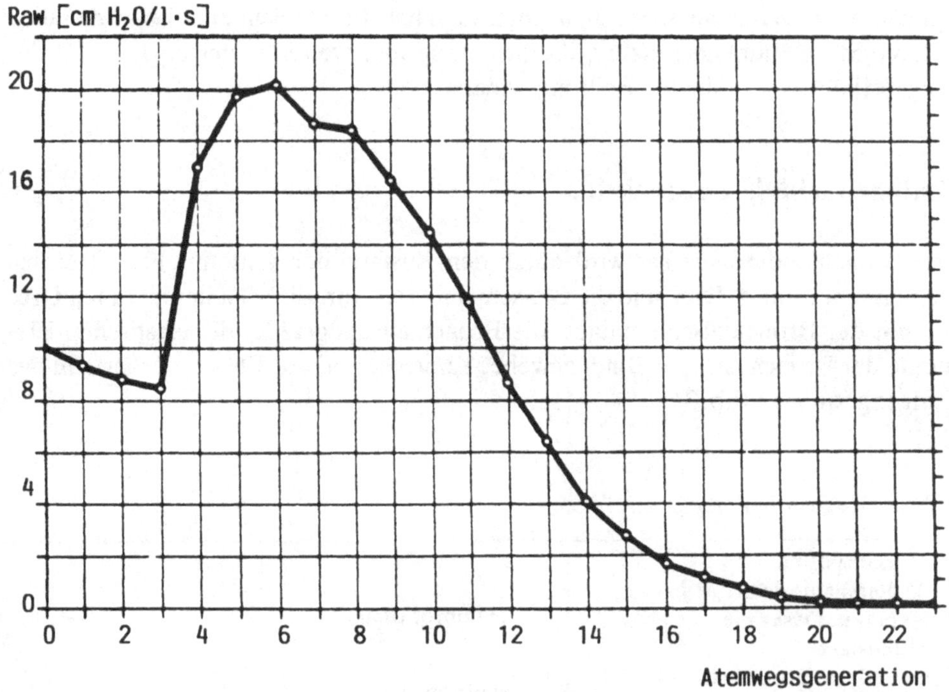

Abb. 2 Strömungswiderstand in verschiedenen Abschnitten des Tracheobronchialbaumes (modifiziert nach [14]).

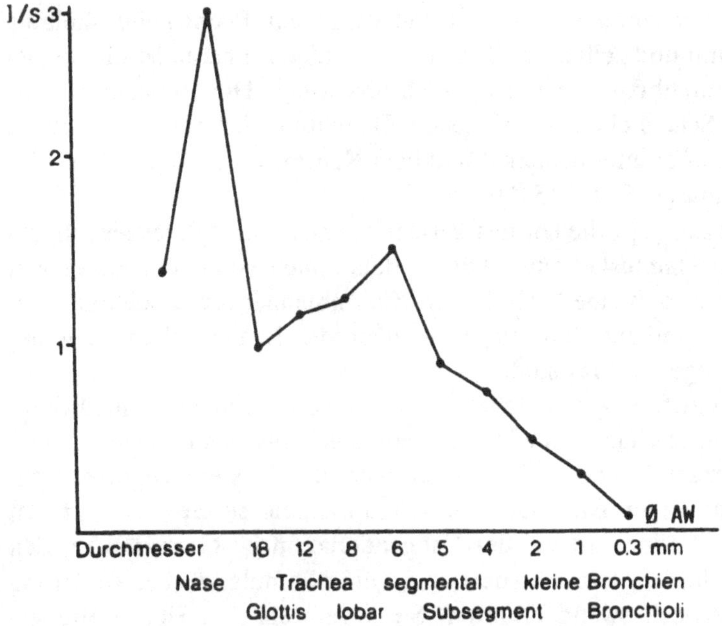

Abb. 3 Strömungsgeschwindigkeit in Abhängigkeit vom Atemwegsdurchmesser (modifiziert nach [17]).

Spitzenwerte an den anatomischen Engstellen hat. Es ist leicht einsehbar, daß eine pathologische Lumeneinengung die Strömung hier weiter ansteigen läßt mit der Folge erhöhter turbulenter Reibungswiderstände.

Endobronchiale Obstruktion

Der Bronchiendurchmesser wird durch den Zustand der anatomischen Strukturelemente bestimmt. Dies sind die Bronchialmuskulatur, die schleimbildenden Drüsen mit der Bronchialschleimhaut, die Bronchialwandgefäße, die elastischen Elemente der Bronchuswand (Bindegewebe, Knorpel) und der Elastizitätszustand des Lungengewebes (Tab. 3).

Tabelle 3 Ursachen der Obstruktion

Ursache	Lokalisation
1. Muskelspasmus	endobronchial
2. Schleimhautödem	endobronchial
3. Hyper- u. Dyskrinie	endobronchial
4. Mukostase	endobronchial
5. veränderte Bronchuswandstabil.	endobronchial / exobronchial
6. veränderte Lungenelastizität	exobronchial

Die Regulation des Bronchomotorentonus und damit der Bronchialmuskulatur erfolgt nerval, humoral und zellulär [13]. Seine Hauptdeterminante ist die Vagusaktivität, die die Sympathikusaktivität deutlich überwiegt. Die Reflexmechanismen über afferenten Schenkel mit vorwiegender Bedeutung der irritant receptors, zentrale Vaguskerne, efferenter Schenkel und dem Neurotransmitter Acetylcholin sind langjährig bekannt [1, 6, 13, 15, 19].

Neuere Untersuchungen [1] erhellen das Zusammenspiel der *Afferenzen* für die Regulation des Bronchialmuskeltonus. Um Spekulationen vorzubeugen, ist von vornherein zu erklären, daß eine Vielzahl von Zusammenhängen modelltheoretischen Charakter besitzen und Informationen über die Regelmechanismen der menschlichen Atemwege eher rar sind.

Im Gesamtsystem der Afferenzen zählen die irritant receptors zu den schnell adaptierenden Rezeptoren, die durch eine Vielzahl von mechanischen und chemischen Reizen stimuliert werden können. Sie werden auch als „Hustenrezeptoren" bezeichnet, weil sie bei seiner Auslösung die Reizaufnahme sichern. Die irritant receptors werden auch stimuliert bei der Lungendeflation im Gegensatz zu den „stretch receptors", die langsam adaptieren und eine Stimulation bei Änderung der Spannung der Bronchuswand erfahren. Sie vermitteln den Hering-Breuer-Reflex und führen zu einer Weitstellung der Atemwege bei Lungeninflation. Die

C-fiber-endings stellen nicht-myelinisierte Nervenendigungen im Bronchialepithel dar, die im Gegensatz zu den irritant receptors durch Capsaicin und Bradykinin stimulierbar sind. Ihre Stimulation verursacht eine Bronchokonstriktion, aber auch eine erhöhte Mukussekretion in den Atemwegen. Als Transmitter scheint ein Neuropeptid eine Rolle zu spielen, die sog. Substanz P. Die C-fiber-endings entsprechen in ihrer Funktion den J-Rezeptoren. Schließlich wurden im menschlichen Atemwegsepithel neuroendokrine Zellen nachgewiesen, jedoch nur während der fetalen Entwicklung und im Säuglingsalter. Später nimmt ihre Zahl deutlich ab. Als Transmittersubstanz wirken Serotonin und andere Peptide. Ihre Funktion liegt wahrscheinlich in der Reizübermittlung bei hypoxischen Zuständen.
Führt man die *cholinergen Mechanismen* einer gesonderten Betrachtung zu, so fällt auch hier auf, daß gut untersuchte Tiermodelle die Literatur bestimmen, dagegen profunde Ergebnisse der menschlichen Regulation eher rar sind. Die cholinerge Innervation versorgt, wie bereits beschrieben, die Bronchusmuskulatur und auch die sezernierenden Drüsen, nicht jedoch Gefäße und Epithel. Bezüglich der Lokalisation sind die Bronchiolen geringer versorgt als die Bronchien. Die über Acetylcholin vermittelte schnelle Bronchokonstriktion ist grundsätzlich vor dem Schleimhautödem und vor der Mukostase im zeitlichen Ablauf nachweisbar. Die über das Acetylcholin als Transmitter erregten cholinergen Rezeptoren in den Atemwegen führen zur Kontraktion durch Freisetzung des intrazellulären Calciums. Die Anzahl cholinerger Rezeptoren in den Bronchiolen ist geringer als in den Bronchien. So wie cholinerge Innervation, finden sich auch cholinerge Rezeptoren in den Schleimdrüsen der Atemwege. Die Relaisstelle für die cholinerge Transmission wird durch die Atemwegsganglien, die sich subepithelial in den Atemwegen lokalisieren, gebildet. Auch ihre Anzahl ist in den Bronchiolen geringer als in den Bronchien. Das Asthma bronchiale ist gekennzeichnet durch eine Zunahme der beschriebenen irritant receptors und der C-fibers. Diese Zunahme ist eine Folge der vermehrten Freisetzung von Entzündungsmediatoren wie Histamin, Leukotrienen, Prostaglandinen, Adenosin, Bradykinin und wird unterstützt durch eine Zerstörung oder den Verlust von Epithelzellen und die „Freilegung" von Nervenendigungen. So ließ sich z. B. nach akutem Asthmatod eine weitgehende Epithelzerstörung mit massiver Zunahme von cholinergen Rezeptoren nachweisen. Grundsätzlich aber spielen die cholinergen Mechanismen bei der chronisch-obstruktiven Bronchitis eine größere Rolle als beim Asthma bronchiale. Der Nachweis adrenerger Alpha- und Beta-Rezeptoren [21] führte zu der Annahme, daß das Hormon Adrenalin der Nebenniere als – wenn auch schwacher – Gegenspieler des Vagus existiert (Tab. 4).
Die als Gegenspieler funktionierenden *adrenergen Mechanismen* besitzen als Transmitter sympathischer Nerven das Noradrenalin. Das Adrenalin als Hormon aktiviert alpha- und beta-adrenerge Rezeptoren in den Atemwegen und führt zur Bronchodilatation. Betrachtet man die sympathische Innervation der Lunge, so läßt sich indirekt über den niedrigen Noradrenalingehalt in der Lunge eine geringe

Tabelle 4 Schematisierte Darstellung der Regulationssysteme des Bronchomotorentonus (nach [15])

Vagus ↙	↘	Sympathikus
parasympathisches excitatorisches System	non-adrenerges inhibitatorisches System	↓ Nebennieren-mark
↓	↓	↓
Acetylcholin	VIP	Adrenalin
↓	↓	↓
cholinerger Rezeptor	peptiderger Rezeptor ↘	β-adrenerger Rezeptor ↙
↓		
Konstriktion	Dilatation	

sympathische nervale Versorgung postulieren. Dementsprechend ist die sympathische Versorgung der glatten Muskulatur äußerst dürftig, stärker dagegen die sympathische Versorgung der Schleimdrüsen und Bronchialarterien. Die Funktion der sympathischen Innervation bezüglich der glatten Muskulatur ist umstritten. Eine Gegenspielerfunktion tritt scheinbar nur dann ein, wenn der Bronchomotorentonus primär erhöht ist. Die zirkulierenden Katecholamine führen als Beta-Agonisten zur Dilatation, wobei das Adrenalin bekanntermaßen ein starker Dilatator ist, gleichzeitig auch als Protektor wirkt, wogegen das Noradrenalin als Neurotransmitter keinen Effekt auf den Muskeltonus hat. Betrachtet man die adrenergen Rezeptoren, so finden sich beta-adrenerge Rezeptoren in allen Abschnitten der Atemwege. Neben der Dilatation führen sie auch zu bisher nicht ganz gesicherter Wirkung auf die Mukusproduktion. Als gesichert gilt, daß Mukus und Wassersekretion verstärkt werden und aus diesem Grunde die mukoziliare Clearance verbessert wird. Die Unterteilung in Beta-1- und Beta-2-Rezeptoren zeigt beim Menschen ein Verhältnis von 3 : 1, wobei in den Atemwegen ausschließlich Beta-2-Rezeptoren nachgewiesen konnten. Die Bronchialwanddrüsen sind zu 10% mit Beta-2 Rezeptoren besetzt. In der Pathogenese des Asthma bronchiale wird eine gestörte Betarezeptorenfunktion diskutiert, wobei unklar ist, ob diese nicht eventuell auch Krankheitsfolge sein kann.

Die Rolle der alpha-adrenergen Rezeptoren, von denen weniger vorhanden sind, ist weitgehend unklar. Sie scheinen eine Bronchokonstriktion zu vermitteln, offenbar jedoch nur bei vorgeschädigten Atemwegen. Daneben stimulieren sie seröse Drüsenzellen stärker als muköse.

Diese beschriebene, vorwiegend bronchodilatatorische Wirkung wird unterstützt durch ein drittes autonomes System, das *non-adrenerge inhibitorische System*, das die Bronchodilatation der großen Atemwege steuert. Als Neurotransmitter fungiert das vaso-aktive intestinale Peptid (VIP), das vorwiegend im Gastrointestinalbereich eine herausragende Rolle spielt und auch in der Lunge nachgewiesen wurde. Neben der Bronchodilatation fördert VIP die Mukussekretion über Stimulation des Chlorionentransportes und der Wassersekretion. Dies ist beim Tier untersucht, beim Menschen ist diese Annahme nicht gesichert. VIP ist in den Bronchien nachgewiesen, nicht jedoch in den Bronchiolen. Als weiterer potenter Brochodilatator existieren als Subtypen weitere Peptide wie das Peptid-Histidin-Isoleucin (PHI) und das Peptid-Histidin-Methionin (PHM). Die Tatsache, daß eine Bronchokonstriktion durch Atropin häufig nicht zu beeinflussen ist, führte zur Annahme eines non-cholinergen exzitatorischen Systems. Dies benutzt als Neurotransmitter die Substanz P (SP), die ein starker Bronchokonstriktor ist und wahrscheinlich auch die Mukussekretion steigert. Die Wirksamkeit von Substanz P kann potenziert werden durch das sog. Calcitonin-gene-related-Peptid. Die Gesamtheit dieser dargestellten Regulationsmechanismen unterliegt derzeit starker forschender Aktivität, so daß diese Übersicht bestenfalls vorübergehenden und modellhaften Charakter besitzt.

Die zelluläre Regulation des Muskeltonus schließlich stellt die Mastzellfunktion in den Mittelpunkt der Betrachtung. Mastzelldegranulation führt zur Freigabe konstriktiv wirkender Mediatoren wie Histamin, slow-reacting-substance of anaphylaxis (SRS-A, identifiziert als Leukotriene), Prostaglandine und platelet-activating-factors (PAF). Die auch hier vorliegenden modellhaften Vorstellungen der Wirkmechanismen der Einzelsubstanzen wurden differenziert durch den Nachweis unterschiedlicher Wirkstärken. Leukotriene z. B. sind zwei- bis dreimal wirksamer als Histamin [16].

Die Mastzelle besitzt auch in der Modelltheorie der Reflexbronchokonstriktion eine zentrale Bedeutung. Sie ist das Bindeglied zwischen Vagusreflex und Aktivierung der Bronchialmuskeln sowie Schleimdrüsen. Wesentlich war die Erkenntnis sich verstärkender Kreisläufe zwischen irritant receptors, Vagusreflex, Acetylcholin, Mastzelle und Histamin (Einzelheiten im Beitrag von D. Nolte: Hyperreagibilität).

Diese nervalen, humoralen und zellulären Mechanismen der Bronchokonstriktion bewirken im Krankheitsfall bleibende Veränderungen der Atemwegsmorphologie (Tab. 5). Bei Asthma bronchiale ist nicht nur die glatte Muskulatur der Bronchial-

Tabelle 5 Morphologische Veränderungen der Bronchialwand bei chronischer Bronchitis, Asthma bronchiale im Vergleich zu Gesunden (modifiziert nach [4])

	Dicke der Basalmembran (µm)	Schleimdrüsen (V % V der Bronchialwand)	glatte Muskulatur (V % V der Bronchialwand)
Gesund	7	13	5
chron. Bronchitis	9	28	6
Asthma bronchiale	16	23	12

wand um das Doppelte verstärkt, sondern auch die Anzahl der Schleimdrüsen und Dicke der Basalmembran [4, 8].

Die Reaktionsstärke der Mastzellmediatoren ist nicht grundsätzlch gekoppelt mit der Geschwindigkeit der Muskelkontraktion und der Kontraktionsdauer. Während Histamin spastische Sofortreaktion vermittelt, wirken Leukotriene (LTC_4, LTD_4), die Prostaglandine und Thromboxane spät und andauernd (Tab. 6). Die chemotaktischen Faktoren der Eosinophilen (ECF) und Neutrophilen (NCF) sowie Leukotrien B wirken subakut bis chronisch-entzündlich [23].

Die enge Verkettung der Regulationsmechanismen zeigt sich in der Wirkung der vagalen Steuerung und der Mastzellmediatoren auf die Schleimdrüsen der zentralen Atemwege und die Becherzellen der peripheren Atemwege. Histamin führt zu einer Vermehrung und Hypertrophie der Becherzellen, die Leukotriene zu einer verstärkten Schleimproduktion bei vorwiegend entzündlich veränderten Bronchien

Tabelle 6 Geschwindigkeit und Dauer der Obstruktion in Abhängigkeit von verschiedenen Mediatoren (modifiziert nach [23])

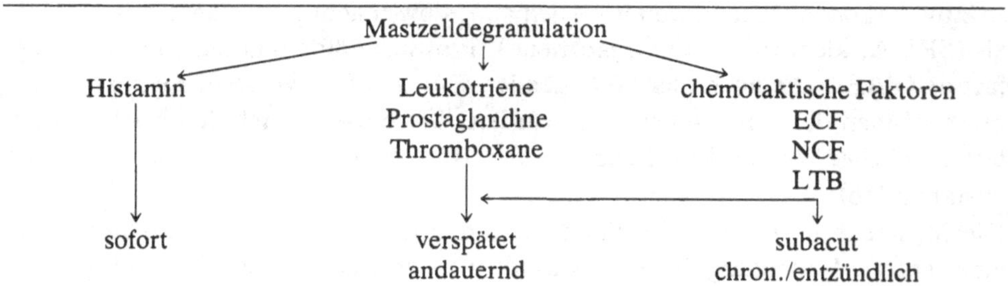

Tabelle 7 Pathophysiologische Abläufe, die zur Mukostase führen

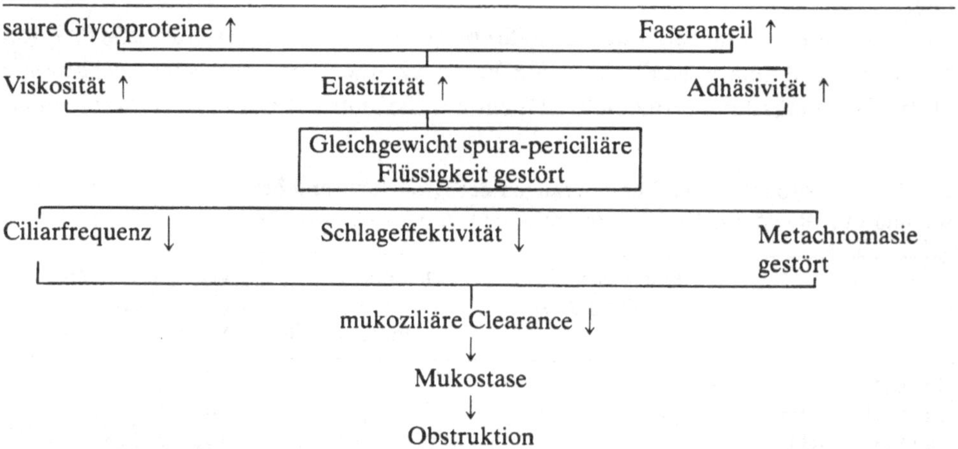

[11, 16]. Im einzelnen führen vermehrte Produktion von sauren Glycoproteinen und vermehrter Faseranteil des Mukus durch erhöhten DNS-Gehalt der dagenerierten Granulozyten zur erhöhten Viskosität, Elastizität und Adhäsivität des Mukus [22]. Dies hat eine Störung des Gleichgewichtes zwischen supra- und periciliärer Flüssigkeit zur Folge mit verminderter Ziliarfrequenz, gestörter Schlageffektivität und Metachromasie (Tab. 7). Der Gipfel der Störung besteht in völliger Mukostase mit Bronchiolenverschluß und Obstruktion [12].
Vermehrte Anzahl sekretorischer Drüsen mit den Zeichen der Hypertrophie und eine verstärkte Durchblutung der Schleimhaut vornehmlich histamininduziert [8, 22], summieren sich zum Schleimhautödem als weitere Ursache der Obstruktion.

Extrabronchiale Obstruktion

Die komplizierten Mechanismen der endobronchialen Obstruktion beim Asthma bronchiale werden in ihrer Wirkung verstärkt durch die Besonderheiten der Mechanik von Atemwegen und Lunge. Das zitierte Hagen-Poiseuille'sche Gesetz gilt natürlich für alle Formen der endobronchialen Obstruktion, gleichwohl auch für die extrabronchiale Obstruktion.
Schon beim Gesunden ist der Atemwegsdurchmesser volumenabhängig [2, 3]. Bei Exspiration vermindert sich der Durchmesser vor allem der mittleren und kleinen

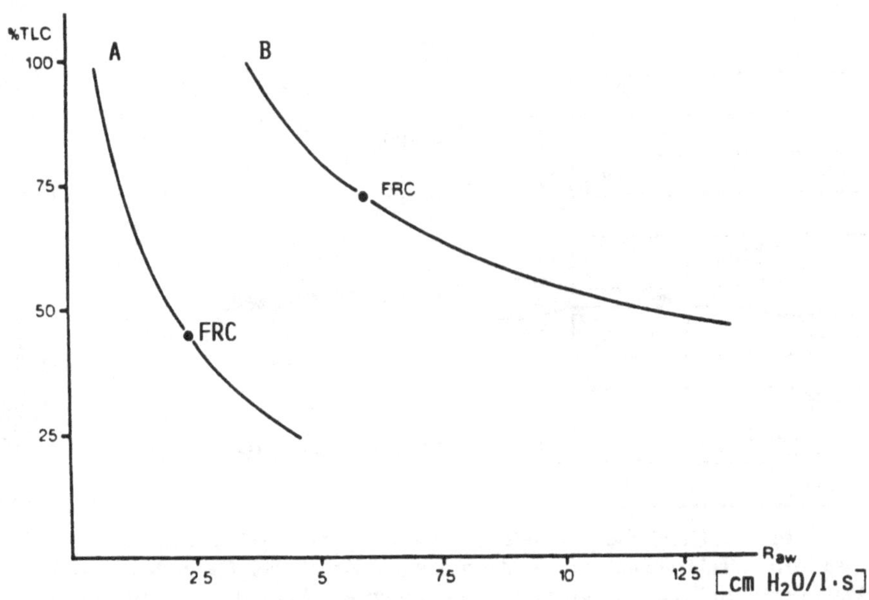

Abb. 4 Volumenabhängigkeit der Obstruktion. Verhältnis von inspiratorischem Strömungswiderstand (Raw) und thorakalem Gasvolumen in % der Totalkapazität (% TLC) bei Gesunden (A) und Patienten mit Obstuktion (B) (modifiziert nach [7]).

Atemwege (Volumenabhängigkeit der Obstruktion). Im Auge behalten werden muß, daß die Widerstandserhöhung immer in der vierten Potenz der Radiusverkleinerung abläuft (Abb. 4). Die Radiusverminderung wird verursacht durch die Abnahme der Retraktionskraft der Lunge bei Exspiration. Eine diffuse Stenosierung der Atemwege wird deshalb mit einem steigenden thorakalen Gasvolumen (Volumen pulmonum auctum) kompensiert. Dieser Ablauf wird in seiner fatalen Konsequenz überhöht, wenn die elastische Rückstellkraft durch begleitende Lungenparenchymerkrankungen, wie beim Lungenemphysem, vermindert ist [5, 20]. Muskelspasmus, Schleimhautödem, besonders jedoch Mukostase mit der Ausbildung mukoider Plaques können regionale Turbulenzen in den Atemwegen verursachen bzw. verstärken (Strömungsabhängigkeit der Obstruktion), die bei allgemeiner Lumenverminderung durch die erhöhte Strömung verstärkt werden.
Als weitere wesentliche Kenngröße der Atemwegsmechanik ist der transmurale Druck (Differenz zwischen intra- und extrabronchialem Druck) anzusehen. Bei Gesunden ist der intrabronchiale Druck größer als der extrabronchiale Druck. Im Krankheitsfalle kann sich die Differenz aufheben. Ist der intrabronchiale Druck gleich groß wie der extrabronchiale Druck, besteht ein Punkt gleichen Druckes (equal-pressure-point, EPP). Mundwärts von diesem Punkt [9, 10] können die Atemwege bei Exspiration kollabieren (Abb. 5). Bestimmte Voraussetzungen verursachen eine Wanderung des EPP in die kleinen Atemwege (Druckabhängigkeit der Obstruktion). Dies ist der Fall bei exspiratorisch wirksamen Stenosen mit Einsatz der Atemhilfsmuskulatur, bei Atemwegsinstabilität infolge chronischer

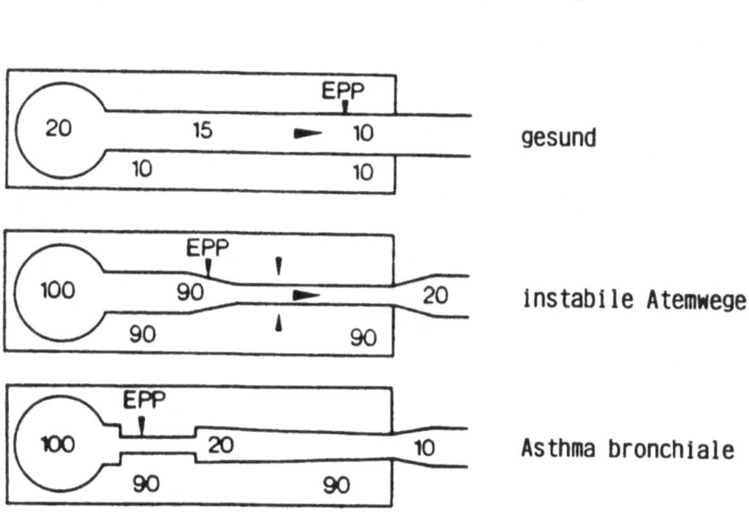

Abb. 5 Schematisierte Darstellung mittels Ein-Alveolen-Thorax-Modell für die Verhältnisse von intrabronchial zu intrathoarakalem Druck bei Gesunden, instabilen Atemwegen und Asthma bronchiale. Der Punkt gleichen Drucks (intra-alveolarer Druck = extrabronchialer Druck = equal-pressure-point – EPP) wandert beim Asthma bronchiale in Richtung kleine Atemwege. Mundwärts vom EPP kommt es bei Exspiration zum Atemwegskollaps (modifiziert nach [7]).

Umbauprozesse und bei schlaffer Lunge. Beim Asthma bronchiale ist der EPP in den Bereich der kleinen Atemwege verlagert mit starker Verminderung des intrabrochialen Druckes. Die Summe der Pathomechanismen schließlich mündet ein in die oft schwere und lebensbedrohliche Situation beim klassischen Asthmaanfall mit seinen typischen eindrucksvollen Symptomen.

Zusammenfassung

Gasströmungen in Röhren unterliegen physikalischen Besonderheiten nach dem Leitsatz: Kleine Ursache – große Wirkung. In der Reihenfolge ihrer Bedeutung wird die Bronchialobstruktion beim Asthma bronchiale durch Muskelspasmus, Mukostase und Schleimhautödem verursacht. Einflußgrößen des Bronchomotorentonus sind die Überträgerstoffe Acetylcholin für das parasympathische exzitatorische System, vasoaktives intestinales Peptid (VIP) für das non-adrenerge inhibitorische System und das Hormon Adrenalin des Sympathicus. Neben den nervalen und humoralen Einflüssen bestehen zelluläre Regulationsprinzipien über Mediatoren als Produkt der Mastzelldegranulation. Die Schnelligkeit und Dauer der Obstruktion sind mediatorabhängig. Die genannten Mechanismen werden verstärkt durch die Volumen-, Druck und Strömungsabhängigkeit der Obstruktion, die bei chronischen Verläufen des Asthma bronchiale das klinische Alltagsbild prägen.

Literatur

[1] Barnes, P. J.: Neural control of human airways in health and disease. Amer. Rev. Respir. Dis. **134** (1986) 1289–1314.

[2] Bouhuys, A., B. Johnson: Alveolar pressure, airflow rate and lung inflation in men. J. Appl. Physiol. **22** (1967) 1086.

[3] Briscoe, W. A., A. B. Dubois: Relationship between airway resistance, airway conductance and lung volume in subjects of different age and body-size. J. clin. invest. **37** (1958) 7.

[4] Dunhill, M. S.: The morphology of the airways in bronchial asthma. Americ. Coll. of Chest Physicians, Park-Ridge 1975, 213–221.

[5] Herzog, H., R. Keller, W. Maur, et al.: Distribution of bronchial resistance in obstructive pulmonary disease and in dogs artificially induced trachea collaps. Respiration **25** (1968) 361.

[6] Kaik, G.: Bronchospasmolytika und ihre klinische Pharmakologie, S. 16–18. Urban & Schwarzenberg, München 1980.

[7] Keller, R.: Ventilation und Atemmechanik bei obstruktiven Atemwegserkrankungen. In: H. Herzog, D. Nolte, O. P. Schmidt (Hrsg): Obstruktive Atemwegserkrankungen, S. 1–8. Witzstrock, Baden-Baden 1979.

[8] Long, W. M., C. L. Sprung, H. E. Favel, et al.: Effect of histamin and bronchial artery blood flow and bronchomotortone. J. Appl. Physiol. **59** (1985) 254–261.

[9] Macklem, P. T., J. Mead: Factors determining maximum exspiratory flow in dogs. J. Appl. Physiol. **25** (1968) 159.
[10] Mead, J., J. M. Turner, P. T. Macklem, et al.: Significance of the relationship between lung recoil and maximum exspiratory flow. J. Appl. Physiol. **22** (1967) 95.
[11] Morr, H.: Dyskrinie und Mukostase. In: D. Nolte, F. Rummer, P. Dorow (Hrsg.): Asthma bronchiale, S. 35–40. Urban & Schwarzenberg, München-Berlin-Baltimore 1986.
[12] Morr, H.: Physiologische Bedeutung des Bronchialschleims. In: v. Sill (Hrsg.): Mukostase – ein therapeutisches Problem, Dustri, München-Deisenhofen 1985.
[13] Nadel, J. A., P. J. Barnes: Autonomic regulation of the airways. Ann. Rev. Med. **35** (1984) 451–467.
[14] Nolte, D.: Asthma. Das Krankheitsbild. Der Asthmapatient. Die Therapie. 3. Auflage. Urban & Schwarzenberg, München 1987.
[15] Nolte, D.: Asthma, Atemnot, Atemfunktion Gedon & Reuss, München 1985.
[16] Piper, P. J. : Leukotriene und Obstruktion der Luftwege. In: Bochumer Treff 1983 S. 173–178. Gedon & Reuss, München 1984.
[17] Rohrer, F.: Der Strömungswiderstand in den menschlichen Atemwegen und der Einfluß der unregelmäßigen Verzweigung des Bronchialsystems auf den Atmungsverlauf in verschiedenen Lungenbezirken. Pflügers Arch. Ges. Physiol. **163** (1915) 225.
[18] Schmitz-Schumann, M.: Bronchial obstruction: Some pathophysiological and clinical concepts. Progr. Resp. Res. **19** (1985) 417–440.
[19] Sill, V.: Bronchokonstriktion. In: D. Nolte, F. Rummer, P. Dorow (Hrsg.): Asthma bronchiale, S. 23–34. Urban & Schwarzenberg, München-Berlin-Baltimore 1986.
[20] Sybrecht, G. W.: Pathophysiologie und Ansatzpunkte für die Therapie. In: L. Geisler (Hrsg.): Expertengespräch Asthma, Bronchitis, Emphysem pharm und medical inform, Frankfurt 1982.
[21] Szentivanyi, A.: The ß-adrenergic activity of the atopic abnormality in bronchial asthma. J. allergy **42** (1968) 203.
[22] Wanner, A., W. M. Abraham, R. J. Phipps et al.: Pathophysiologie der mediatorinduzierten Atemwegsobstruktion. In: G. Fruhmann, D. Nolte (Hrsg.): Allergie und Asthma, S. 100–107. Dustri, München-Deisenhofen 1986.
[23] Wahn, U.: Atopiemechanismen bei Asthma bronchiale. In: D. Nolte, F. Kummer, P. Dorow (Hrsg.): Asthma bronchiale, S. 14–17. Urban & Schwarzenberg, München-Berlin-Baltimore 1986.

Klinische Asthmaformen

R. Wettengel

Problemstellung

Zwei Merkmale gelten als typisch für Asthma: große Schwankungen der Atemwiderstände und eine Überempfindlichkeit der Atemwege. Das klinische Äquivalent sind Episoden von Atemnot, die spontan auftreten oder durch verschiedenartige Reize ausgelöst werden. Häufigkeit, Dauer und Schweregrad der Atemnotanfälle und das Spektrum der Auslöser sind von Patient zu Patient sehr unterschiedlich und variieren auch bei einem Kranken in Abhängigkeit von Lebensalter, äußeren Einflüssen und endogenen Faktoren. Die molekulare Basis dieses komplexen Krankheitsbildes ist nicht bekannt. Modellversuche haben komplizierte Reaktionsabläufe sichtbar gemacht, an denen u. a. Zellen (Mastzellen, Macrophagen, Epithelzellen, eosinophile und neutrophile Granulozyten), IgE-Antikörper, Nervenfasern und eine große Zahl von Mediatoren in inniger Verflechtung und wechselseitiger Beeinflussung teilnehmen. Unabhängig von den Auslösern und den Wegen, auf denen die Reaktionen ablaufen, scheint die Endstrecke stets die gleiche zu sein. Entsprechend ist das klinische Bild uncharakteristisch: Der Patient klagt über Atemnot und wir stellen in gleicher Weise Giemen und die Einschränkung eines Obstruktionsparameters fest, wenn Allergene, körperliche Belastung, ein Virusinfekt oder keiner dieser Faktoren als Auslöser in Betracht kommen.
Eine befriedigende Asthma-Klassifizierung wird erst möglich sein, wenn die Ätiologie besser bekannt ist. Heutige Einteilungsversuche orientieren sich an praktischen Bedürfnissen. Dabei sind eine gewisse Willkür und Überschneidungen nicht zu vermeiden.

Kriterien für eine Klassifizierung

Das vielfältige klinische Erscheinungsbild der Erkrankung kann nach unterschiedlichen Kriterien eingeteilt werden (Tab. 1). Am meisten akzeptiert ist die Klassifizierung aufgrund der Ätiologie. Bereits Rackemann, der dieses Vorgehen zuerst praktiziert hat [5], mußte allerdings feststellen, daß ein erheblicher Teil seiner Patienten nicht in die Kategorien exogen-endogen paßte. Sie wurden der Kategorie „mixed“ zugeordnet – ein Kompromiß, der den Wert dieser Einteilung erheblich einschränkt. Belastungsasthma ist nicht durch ätiologische Faktoren, sondern

Tabelle 1 Kriterien für eine Asthma-Klassifizierung

Ätiologie	exogen-allergisch } „mixed“ endogen
Bedingungen	Belastungsasthma Berufsasthma
Zeitliches Auftreten	saisonal-perennial-intermitt. Nachtasthma/Dyspnoe morgens
Verlauf	allmählicher/dramatischer Beginn Anfallsasthma/chron. Asthma
Medikation	corticoidbedürftig/-resistent

durch die Bedingungen, unter denen die Bronchokonstriktion auftritt, definiert. In dieser Rubrik kann auch das Berufsasthma aufgeführt werden. Spezifisch für diese Asthmaform ist einerseits die Reaktion des Organismus (nur ein Teil der exponierten Personen erkrankt), andererseits die Beschaffenheit der inhalativen Noxen und ihre Fähigkeit, allergische oder toxische Reaktionen hervorzurufen. Entsprechend erfolgt die Zuordnung nach Ziffer 4301 bzw. 4302 der Berufskrankheitenverordnung. Da in allen Berufsgruppen auch das endogene Asthma vorkommt, kann die Differenzierung zwischen beruflichen Einflüssen als Ursache oder verschlimmernder Faktor und die zeitliche und quantitative Zuordnung (Eintritt des Versicherungsfalls, Schätzung der Erwerbsminderung) den Gutachter vor kaum lösbare Probleme stellen.
Die Registrierung des jahres- oder tageszeitlichen Auftretens von Beschwerdephasen ist zur Charakterisierung des Einzelfalls geeignet und sinnvoll. In gleicher Weise müssen auch Besonderheiten des Krankheitsverlaufs und der notwendigen Medikation registriert werden.

Allergisches Asthma

Hinweise auf eine Allergie als ursächlicher Faktor sind in Tabelle 2 aufgeführt. Die ausgeprägte Disposition zur Bildung von IgE-Antikörpern auf Umweltantigene (Atopie) ist anhand dieser Merkmale leicht zu erkennen. Eine typische Konstella-

Tabelle 2 Hinweise auf allergische Ätiologie

- positive Familien-Anamnese
- Krankheitsbeginn im Kindesalter
- Konstellation: Neurodermitis/Pollinose/Asthma
- positive Eigenanamnese (z. B. Pollen, Haustiere)
- positive Hauttests
- intermittierende Beschwerden

tion ist das gemeinsame Auftreten von Neurodermitis, Heuschnupfen und Asthma. Diese Patienten zeigen in der Regel ein breites Spektrum an Sensibilisierungen und eindeutige Bezüge zwischen bestimmten Tätigkeiten oder Umgebungsfaktoren und dem Auftreten asthmatischer Beschwerden.

Derartige Patienten sind allerdings relativ selten. In der Regel finden wir sowohl Hinweise auf eine Allergie wie auch das Auftreten von Asthmasymptomen unabhängig von einer Allergen-Exposition. Dieser Erfahrung entsprechen die Ergebnisse epidemiologischer Untersuchungen. Positive Hauttests werden in der Bevölkerung mit einer Frequenz von 40 bis 50% angetroffen. Der Anteil hochgradiger Sensibilisierungen ist jedoch klein (Abb. 1).

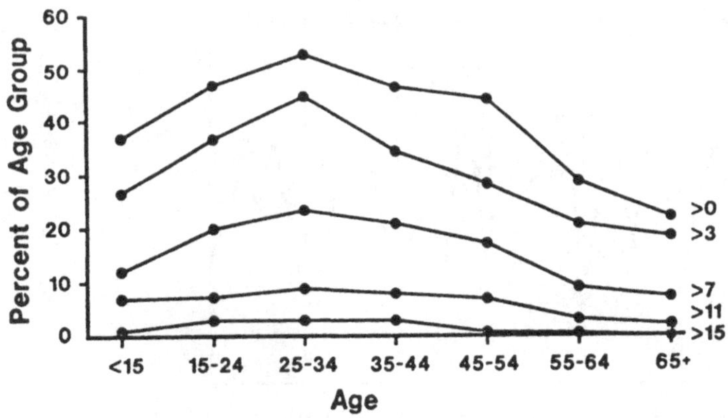

Abb. 1 Häufigkeit unterschiedlicher Reaktionen im Hauttest auf 5 häufige Allergene. Die Häufigkeit positiver Reaktionen (0–4) und die Stärke der Reaktionen werden als Index ausgedrückt. Starke Reaktionen auf alle 5 Allergene entsprechen einem Index von 20 [1].

Endogenes Asthma

Während das allergische Asthma durch eine bestimmte Befundkonstellation definiert ist, gibt es keinen Test, der per se die Diagnose „endogenes Asthma" erlaubt. Handelt es sich bei Patienten, die wir dieser Asthmaform zuordnen, um Allergiker, bei denen der Allergennachweis nicht gelungen ist? In Einzelfällen mag dies gelten. Für die große Mehrzahl der Patienten mit den Merkmalen, die in Tabelle 3 aufgeführt sind, ist jedoch eine IgE-unabhängige Pathogenese anzunehmen. Wir finden ausgeprägte zirkadiane Schwankungen der Strömungswiderstände, die von Umgebungsbedingungen unabhängig sind und oft auch durch Medikamente kaum beeinflußt werden können (Abb. 2). Der Krankheitsverlauf ist in der Regel chronisch-progredient, Remissionen sind selten.

Tabelle 3 Merkmale des nichtallergischen Asthma (endogen, kryptogen, intrinsic)

- Krankheitsbeginn im mittleren Lebensalter
- Erstmanifestation im Zusammenhang mit Virusinfekten
- chronische Rhino-/Sinupathie
- negativer Hauttest
- chronisches Asthma
- Steroidbedürftigkeit

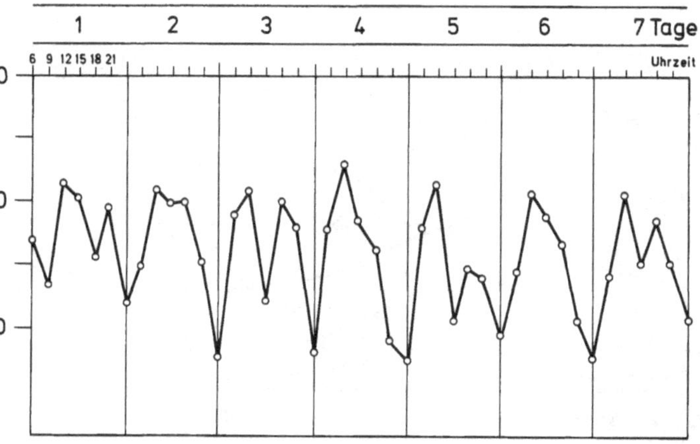

Abb. 2 Peak-Flow-Verlauf bei endogenem Asthma (Soll-Wert 640 l/min.) Ausgeprägte zirkadiane Schwankungen mit niedrigen Morgenwerten trotz kombinierter antiobstruktiver Therapie (Prednisolon 8 mg, Beclomthason 4 × 2 Hübe, Theophyllin 500/500 mg, betaadrenerge Dosier-Aerosole 10–15 × 2 Hübe)

Tabelle 4 Schematische Darstellung des Atopie-Status

		Asthma		
Exogen – allergisch		⟶ ⟵		Endogen
Anamnese	+++	++	+	∅
Hauttest/Rast	+++	++	+	∅
Infekte	(+)	+	++	+++
Hyperreaktivität	(+)	+	++	+++

Zwischen den polaren Positionen exogen-allergisch und endogen liegt das Niemandsland des „mixed Asthma". Bei diesen Patienten ist die klinische Relevanz positiver Allergie-Tests oft schwer einzuschätzen.

Mischformen

Die IgE-Antikörper-Antwort des Immunsystems folgt nicht einem Alles- oder Nichts-Prinzip. Es handelt sich vielmehr um ein Kontinuum zwischen den Extremen hochgradige und völlig fehlende Sensibilisierung (Tab. 4). Tatsächlich zeigt sich, daß die Mehrzahl der Asthmatiker in dieser Grauzone anzutreffen ist. Bei einer Untersuchung an (1166) Asthma-Patienten ergab sich folgende Zuordnung: exogen 28%, endogen 7,6%, gemischt 64,4% [7].

In die Kategorie des mixed-Asthma gehören die zahlreichen Patienten, die nur einzelne positive Hauttests, mäßig ausgeprägte Reaktionen im Hauttest und RAST (Klassen 2 bis 3) aufweisen und auch im bronchialen Provokationstest oft nur grenzwertig reagieren. Sofern nicht die Anamnese eindeutige Hinweise liefert, läßt sich kaum entscheiden, ob dem Antikörpernachweis auch eine klinische Bedeutung zukommt. Dies gilt z. B. für Sensibilisierungen gegen Hausstaubmilben und gegen Schimmelsporen. In der Praxis wird die notwendige kritische Distanz zu Testergebnissen leider oft versäumt. Die Folge sind unnötige Empfehlungen zu prophylaktischen Maßnahmen (sog. Milieusanierung) und nicht indizierte Versu-

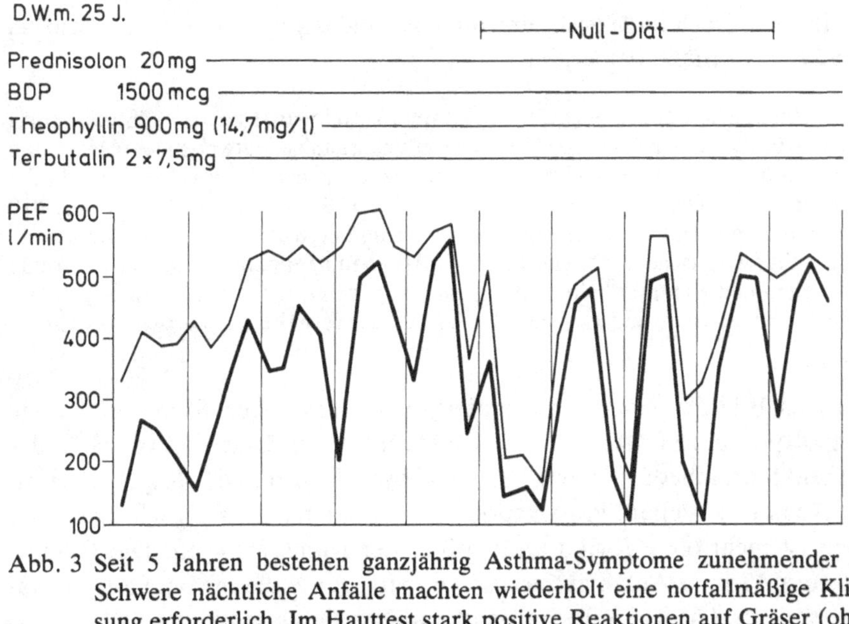

Abb. 3 Seit 5 Jahren bestehen ganzjährig Asthma-Symptome zunehmender Intensität. Schwere nächtliche Anfälle machten wiederholt eine notfallmäßige Klinikeinweisung erforderlich. Im Hauttest stark positive Reaktionen auf Gräser (ohne Bezug) und Hausstaubmilben. Hyposensibilisierungen wurden zweimal eingeleitet, jedoch wegen Nebenwirkungen abgebrochen. Der Patient vermutet eine Nahrungsmittelallergie, die sich jedoch nicht bestätigt (ausgeprägte zirkadiane Schwankungen des Peak-flow auch bei Null-Diät).
Obere Kurve: Meßwerte 10 Minuten nach Anwendung eines betaadrenergen Dosier-Aerosols.

che einer Hyposensibilisierung. Abbildung 3 illustriert den Asthma-Verlauf eines Patienten mit nachgewiesenen Sensibilisierungen unter Allergenkarenz in der Klinik.

Analgetika-Asthma-Syndrom

Die Frage nach einer Schmerzmittel-Unverträglichkeit gehört zu jeder Asthma-Anamnese. Etwa 4% der erwachsenen Asthmatiker geben an, daß sie Aspirin bzw. Acetylsalicylsäure-haltige Präparate nicht vertragen. Oft besteht gleichzeitig eine Überempfindlichkeit gegen weitere nicht-steroidale Antiphlogistika wie Indometacin, Metamizol und Diclofenac. Die sog. Analgetika-Intoleranz wird gewöhnlich im 3. bis 4. Lebensjahrzehnt erworben. Frauen sind häufiger betroffen als Männer. Die folgende Entwicklung ist typisch: Symptome einer Rhinitis vasomotoria mit Anfällen von Niesreiz und wäßriger Sekretion gehen über in chronisch-behinderte Nasenatmung mit Anosmie. Schließlich kommt es zur Ausbildung von Nasenpolypen und zu einer chronischen Schleimhautschwellung im Bereich der Nasennebenhöhlen. Etwa 20% dieser Patienten stellen eines Tages eine Aspirin-Unverträglichkeit fest. Mit einer Latenz von Minuten bis einigen Stunden machen sich Rhinitis, Conjunctivitis, ein Flush im Gesicht und am Hals und schwere, mitunter lebensbedrohliche Asthma-Anfälle bemerkbar.

Die „Überempfindlichkeit gegen Aspirin bei Asthmatikern" wurde zuerst 1928 von Storm von Loewen ausführlich beschrieben [8]. Die Darstellung ist auch heute noch lesenswert und aktuell. Der Autor beobachtete, daß nicht eine immunologische Störung vorliegt, da die Hauttests negativ sind. Die Häufigkeit wurde mit 4 bis 10% angegeben. Es fiel auf, daß besonders Patienten mit schwerem Asthma betroffen sind und daß durch Aspirin induzierte Asthmaanfälle therapeutische Probleme bieten: „Adrenalin-Injektionen helfen ... wenig oder nicht, Coffein und Kampfer helfen etwas, aber nicht genügend ... Alkohol ist gut. Wir geben roten Bordeaux-Wein und Cognac, so viel, als der Kranke nur zu sich zu nehmen vermag.«

Zum klinischen Bild der Analgetika-Intoleranz gehören neben Rhino-Sinupathie und Nasenpolypen eine Eosinophilie im Sputum und im Blut (bei ca. 50% der Patienten) und Steroidbedürftigkeit. Die Diagnose läßt sich in der Regel zuverlässig aus der Anamnese stellen. Provokationstests sind selten erforderlich. Die orale Provokation ist nicht ohne Risiko und muß in der Klinik erfolgen. Die Gefahr, einen schweren Asthma-Anfall zu induzieren, wird durch die inhalative Provokation mit Lysin-Acetylsalicylsäure und stufenweiser Dosissteigerung von 2,5 bis 25 mg vermieden [6].

Ein geringer Prozentsatz der Patienten, die gegen nicht-steroidale Antiphlogostika überempfindlich sind, reagiert auch auf Parazetamol und Tartrazin (2,5 bis 4%).

Die Pathogenese der Analgetika-Intoleranz ist nicht genau geklärt. Wahrscheinlich liegt eine Störung des Arachidonsäure-Metabolismus vor. Eine Hypothese geht

davon aus, daß durch Hemmung der Zyklooxygenase ein Shift in Richtung des Lipoxygenase-Stoffwechselwegs stattfindet. Dieser „Ausweich-Metabolismus“ würde zu einer vermehrten Bildung von Leukotrienen führen.
Die Behandlung besteht in einer strikten Prophylaxe. Für Einzelfälle kommt die adaptive Desaktivierung in Frage. Durch allmähliche Dosissteigerung wird eine Toleranz erreicht, die durch die regelmäßige Einnahme von 500 mg Acetylsalicylsäure erhalten bleibt. Da der Asthma-Verlauf nicht günstig beeinflußt wird und auch Steroide nicht eingespart werden, ist diese Behandlung nur für ausgewählte Patienten (Rheuma, cardiovasculäre Erkrankungen) geeignet. Ausweichpräparate sind Parazetamol, Chloroquin sowie alle zentral wirkenden Schmerzmittel (z. B. Tilidin, Opiate).

Belastungsasthma

Atemnot und Giemen bei körperlichen Anstrengungen wird von den meisten Kindern mit Asthma und von einem Teil der erwachsenen Asthmatiker angegeben (Tab. 5). Der Grund für die unterschiedliche Häufigkeit liegt wohl nicht in einer

Tabelle 5 Belastungsasthma

- Bronchospasmus 6–8 Min. nach körperlicher Anstrengung
- beobachtet von ca. 20–40% der erwachsenen Asthmatiker (DD Belastungsdyspnoe!)
- experimentell auslösbar bei allen Patienten mit Asthma
- bedingt durch Kältereiz und veränderte Osmolarität
- vermittelt durch Vagus (?) und Mediatoren (NCF)

differenten Reaktionsweise des Bronchialsystems, sondern in der größeren körperlichen Aktivität der Kinder. Die Reaktion auf die belastungsinduzierte Bronchokonstriktion ist unterschiedlich. Einige Patienten berichten, daß sie die Belastung abbrechen müssen, andere stellen fest, daß sich das Engegefühl beim Weiterlaufen spontan wieder verliert. Offenbar sind das Ausmaß der Belastungsreaktion und die Perzeption der Atemnot individuell sehr verschieden. Fast immer läßt sich das Auftreten von Belastungsasthma durch die vorherige Inhalation von DNCG oder durch Anwendung eines betaadrenergen Dosier-Aerosols vermeiden. Auch Theophyllin und die regelmäßige Anwendung inhalierbarer Steroide wirken protektiv.
Die obstruktive Reaktion nach Belastung wird durch das Atemminutenvolumen und durch die Unterschiede von Temperatur und Wassergehalt der Ein- und Ausatemluft bestimmt. Durch Messung dieser Größen in einer geeigneten Versuchsanordnung kann der respiratorische Wärmeaustausch ermittelt werden. Die energetische Bilanz wird in Kilokalorien pro Minute ausgedrückt. Untersuchungen in diesem standardisierten Modell haben ergeben, daß bei gleichem respiratorischen

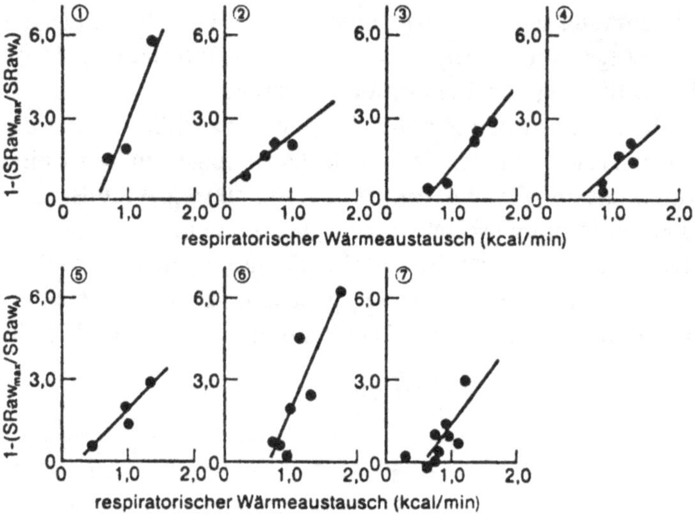

Abb. 4 Beziehung zwischen körperlicher Belastung während Einatmung kalter Luft und Atemwegsreaktion bei 7 Patienten mit Asthma. Die Abbildung zeigt, daß diese Patienten auf den gleichen Stimulus unterschiedlich reagieren [4].

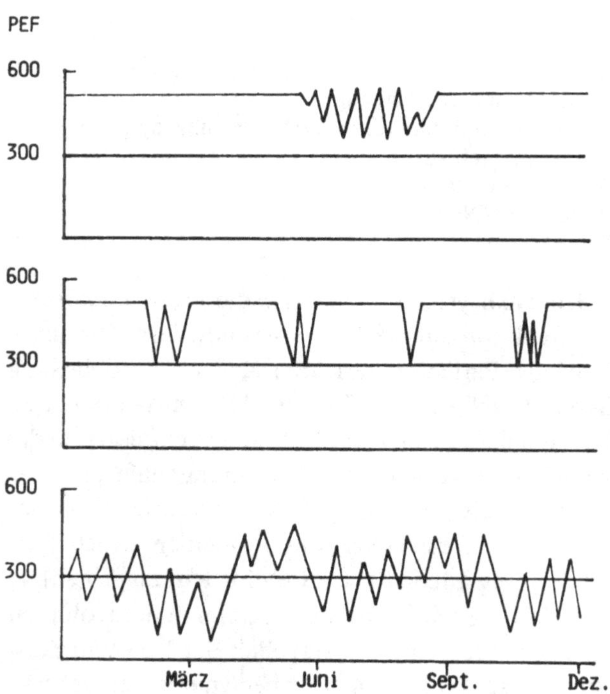

Abb. 5 Schematische Darstellung verschiedener Asthma-Verläufe. Oben: saisonales Asthma. Mitte: intermittierendes Asthma. Unten: persenniales Asthma („chronisches Asthma“).

Wärmeaustausch die Bronchokonstriktion von Patient zu Patient erheblich variiert (Abb. 4). Damit werden die unterschiedlichen anamnestischen Angaben verständlich.

Bisher ist nicht geklärt, auf welche Weise die Abkühlung und die Verminderung des Wassergehalts der Inspirationsluft bei körperlicher Anstrengung zu einer Kontraktion der glatten Muskelfasern in den Bronchien führt. Der wesentliche Stimulus scheint nicht der Kältereiz, sondern die veränderte Osmolarität auf der Schleimhautoberfläche zu sein.

Differenzierung nach Jahres- und Tageszeiten

Es ist üblich, zwischen saisonalem, ganzjährigem und intermittierend auftretendem Asthma zu unterscheiden (Abb. 5). Das regelmäßige Auftreten von Asthma im Frühjahr oder während der Sommermonate läßt eine Pollen- bzw. Schimmelallergie vermuten. Wichtige Ausnahmen bestätigen die Regel (s. Tab. 6). Sporadische Asthma-Exacerbationen sind gewöhnlich mit Atemwegsinfekten korreliert. Ganzjährige Beschwerden bestehen bei den meisten Patienten mit endogenem Asthma. Hausstaubmilben-Allergiker können auch das ganze Jahr hindurch Asthma-Symptome haben, zeigen aber eine Zunahme der Beschwerden in den Herbstmonaten.

In den letzten Jahren wird der Begriff „Nachtasthma" häufig gebraucht. Es handelt sich dabei nicht um eine besondere Asthmaform, sondern eher um ein Stichwort für ein wissenschaftliches und didaktisches Konzept, das bei der Untersuchung zirkadianer Rhythmen und bei der Gestaltung des Therapieplans fruchtbar geworden ist. Etwa 70% der Asthmatiker aller Altersgruppen berichten über nächtliche Episoden von Atemnot, die meisten auch über Atemnot am frühen Morgen [9]. Atemnot während der Nacht- und Morgenstunden ist also nicht eine Besonderheit, sondern ein Charakteristikum der Asthmakrankheit. Bei einigen Patienten ist die zirkadiane Rhythmik der Asthma-Symptome besonders ausge-

Tabelle 6 Heuschnupfen – Saisonales Asthma seit 2 Jahren (R. H. männlich, 38 Jahre)

Hauttest	Gräser/Roggen	+++
	Birke	++
	Milbe	+
BPT	Gräser	negativ
	Milbe	negativ
	Rohseide 0,1%	positiv
Verlauf	Nach Abschaffen der Bettbezüge (Rohseide) seit 4 Jahren beschwerdefrei	

prägt: sie sind tagsüber voll belastbar und haben nachts schwere Anfälle von Atemnot.

Verschiedene Faktoren werden für die Engstellung der Bronchien während der Nachtstunden verantwortlich gemacht (s. Abb. 6). Niedrige Konzentrationen des Plasmacortisol und der Katecholamine, die Interaktion mit Mastzellen und Hinweise auf einen erhöhten Vagotonus können das Phänomen jedoch nicht befriedigend erklären. Die nächtliche Atemwegsobstruktion kann weder durch Cortison noch durch Katecholamine oder Anticholinergika zuverlässig beeinflußt werden. Wahrscheinlich ist das Zusammenspiel verschiedener Rhythmen und Zeitfolgen, die durch eine hypothetische Uhr im Hypothalamus gesteuert werden, für die Schwankungen des Bronchomotorentonus verantwortlich [2].

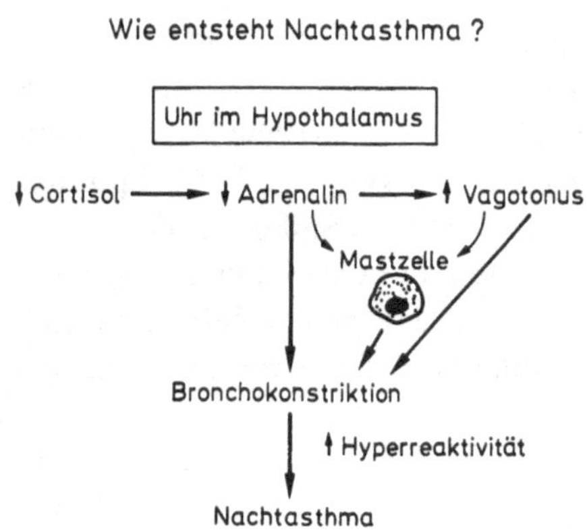

Abb. 6 Mögliche Mechanismen des Nachtasthmas: Der erhöhte Bronchomotorentonus während der Nacht kann durch verschiedene Faktoren und eine Koinzidenz unterschiedlicher Rhythmen hervorgerufen und durch Hyperreaktivität verstärkt werden.

Asthma-Verläufe und Prognose

Beginn und Verlauf einer Asthma-Erkrankung zeigen große individuelle Unterschiede. Gegensätzliche Situationen werden durch die beiden folgenden Kasuistiken veranschaulicht:

I. Kasuistik
Asthmaformen: Beginn diskret
♀ O.B. 21 J. Zahnarzthelferin. Nichtraucher.
Chronische Rhinopathie seit der Kindheit („Nase zu"), Nasenpolypen. Keine Atopie-Hinweise. Hauttest negativ.
Seit 6 Monaten Atembeklemmungen tagsüber und trockener Husten, spontan und bei körperlichen Anstrengungen (Reiten, Volleyball).
Lungenfunktion normal.

Acetylcholin-Test positiv.
Beschwerdefrei bei regelmäßiger Anwendung eines betaadrenergen Dosier-Aerosols.
2. Kastuistik
Asthmaformen: Beginn dramatisch
♂ I.B. 47 J. Vermessungsingenieur
FA leer. Keine Vorerkrankungen. Nichtraucher. Körperlich gut belastbar (Gymnastik, Volleyball, Jagd).
Ab 10. 3. 87 Rhinitis, Husten, etwas Sputum („weggeschluckt"), Ø Fieber.
In der Nacht vom 15./16. 3. trockener Husten, protrahierter Anfall von Atemnot mit Erstikkungsgefühl. Seitdem Belastungsdyspnoe und rezidiv. Atemnotepisoden, bes. nachts.
Keine Besserung unter Synacthen-Depot (1 ml/3 Tg.) und Reproterol-DNCG (20 Hube/24 Std.).
PEF 150–200 l/min; VK 1.9 l; FEV_I 0,86 l.
PO_2 67; PCO_2 33 Torr.

Im Falle der jungen Patientin ist nicht vorherzusagen, ob sie später ein schweres Asthma entwickeln wird. Wahrscheinlich hat sie eine günstige Prognose. Im Falle des zweiten Patienten ist dagegen mit einem chronischen Krankheitsverlauf und mit ständiger Corticoidbedürftigkeit zu rechnen. Epidemiologische Untersuchungen mit Verlaufsbeobachtungen über 9 Jahre zeigen, daß Krankheitsbeginn im jugendlichen Lebensalter und geringer Schweregrad mit einer hohen Rate an Remissionen korrelieren. Indikatoren einer ungünstigen Prognose sind Krankheitsbeginn im höheren Lebensalter (Remissionsrate 6%) und ein erheblicher Schweregrad (Remissionsrate 3%) [3]. In dieser Patientengruppe pflegen rezidivierende Asthma-Anfälle in eine chronische Atemwegsobstruktion einzumünden. Der Übergang zur chronisch-obstruktiven Bronchitis ist fließend. Es ist wichtig, bei der Anamnese den Krankheitsbeginn als Asthma herauszuarbeiten, weil diese Patienten mit einer vermeintlich fixierten Atemwegsobstruktion mitunter ausgezeichnet auf Corticoide ansprechen. Bei entsprechender Anamnese ist ein Behandlungsversuch mit Kontrolle der Lungenfunktion indiziert (z. B. 40 mg Prednisolon über 2 Wochen, tägliche Peak-flow-Messungen).

Literatur

[1] Barbee, R. A., W. Kaltenborn, M. D. Lebowitz et al.: Longitudinal changes in allergen skin test reactivity in a community population sample. J. Allergy Clin. Immunol. **79** (1987) 16–24.

[2] Barnes, P. J.: Circadian Variation in Airway Function. Amer. J. Med. **79** Suppl. 6A (1985) 5–9.

[3] Bronnimann, S. and B. Burrows: A Prospective Study of the Nocturnal History of Asthma. Chest **90** (1986) 480–484.

[4] Magnussen, H., V. Hartmann, R. Jörres: Untersuchungen zur Überempfindlichkeit des menschlichen Bronchialsystems. In: W. T. Ulmer (Hrsg.): Das überempfindliche Bronchialsystem, S. 15–69. Gedon & Reuss, München 1980.

[5] Rackemann, F. M.: A clinical study of 150 cases of bronchial asthma. Arch. Intern. Med. **22** (1918) 517.
[6] Schmitz-Schumann, M., E. Schaub, Chr. Virchow: Inhalative Provokation mit Lysin-Azetylsalizylsäure bei Analgetika-Asthma-Syndrom. Prax. Pneumol. **36** (1982) 17.
[7] Sibbald, B., M. Turner-Warwick: Factors influencing the prevalence of asthma among first degree relatives of extrinsic and intrinsic asthmatics. Thorax **34** (1979) 332–337.
[8] Storm van Leeuwen: Pathognomonische Bedeutung der Überempfindlichkeit gegen Aspirin bei Asthmatikern. MMW **37** (1928) 1588.
[9] Turner-Warwick, M.: The Definition and recognition of nocturnal asthma. In: P. J. Barnes, J. Levy (Eds.): Nocturnal Asthma, p. 3–5. Royal Society of Medicine, London 1984.

Stufendiagnostik beim Asthma bronchiale

F. Kummer

Einleitung

Asthma ist einerseits bekannt als ein überaus komplexes, kaum definierbares, andererseits jedermann vertrautes und offensichtlich höchst einfach diagnostizierbares Krankheitsbild. Tatsächlich ist die große Diskrepanz zwischen klinischer Pragmatik und theoretisch wissenschaftlicher Unerschöpflichkeit bei kaum einer anderen Krankheit so eindrucksvoll.
Wenn wir daher über eine *Systematik* in der Asthmadiagnostik sprechen, so sollte sie auf einer Brücke zwischen klinischem Alltag und pathophysiologischen Erkenntnissen zu finden sein. Zwei wichtige Tragseile dieser Brücke sind die *Differentialdiagnose* der *Dyspnoe* und die *Plausibilität* der Befunde. Die Differentialdiagnose entspringt einem systematisch prospektiven Denken, während die Plausibilität auf einer a-posteriori-Überlegung beruht. Sie kann mit der Skepsis gegenüber dem Befund schlechthin gleichgesetzt werden. Ohne sich dabei auf philosophisches Territorium zu begeben und in Wissenschaftstheorie zu dilettieren, steht es For-

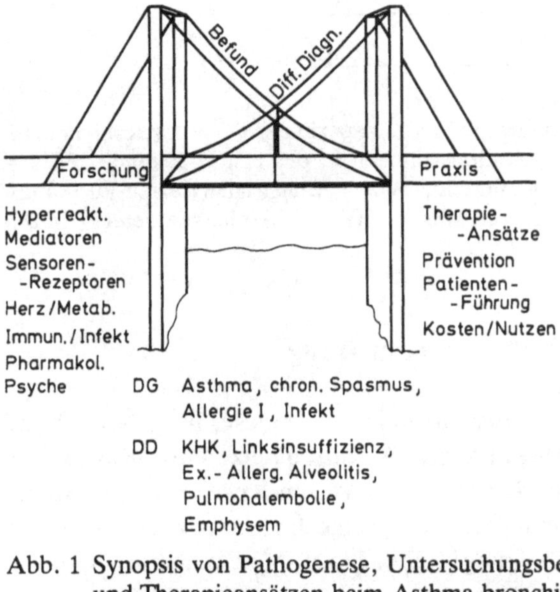

Abb. 1 Synopsis von Pathogenese, Untersuchungsbefunden, Differentialdiagnostik (DD.) und Therapieansätzen beim Asthma bronchiale.

Pneumologisches Kolloquium 4

schern und Praktikern der Medizin gut an, sich oft zu fragen: Stimmt da alles an meinen Grundlagen, oder liegt es an meinen Folgerungen? Solle ich nicht nocheinmal ganz aus der Sache heraustreten, sie von einiger Entfernung in Frage stellen („falsifizieren") und meiner Synopse eine andere Richtung geben? (Abb. 1)
Ein Stufenplan in der Diagnostik des Asthma hat für sich, daß jeder neue Schritt erwogen, seine differentialdiagnostische Wertigkeit und zugleich seine Kosten-Nutzen-Relation überlegt wird. Man wird daher auf der frühesten Stufe bei geringster Belästigung des Patienten und jederzeit vertretbarem Kostenniveau bei einer schlüssigen Diagnose und einem optimalen Therapieansatz landen. Die Freiheit des „Anwenders" dieses Stufenplanes ist die des „Sich-darüber-Hinwegsetzers", wenn es seine ärztliche Verantwortung zum Wohle des Patienten erfordert und es seine gediegene Ausbildung ermöglicht (Abb. 2).

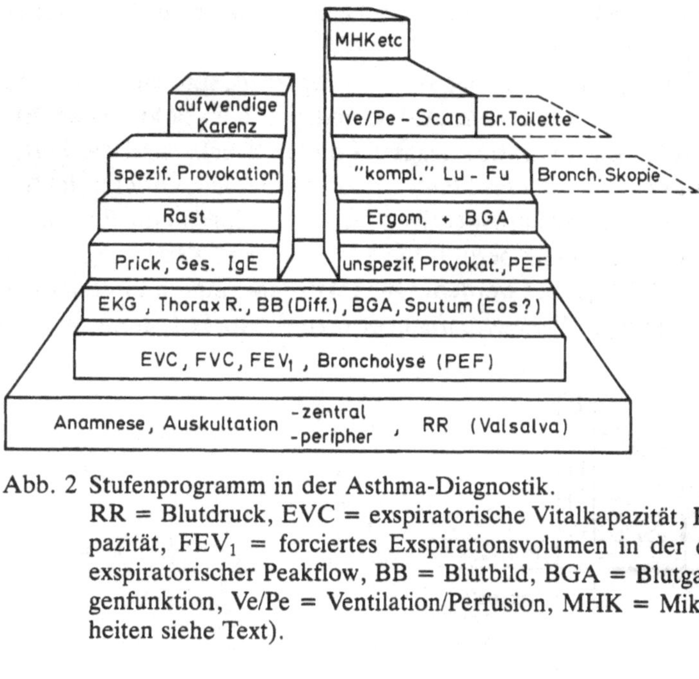

Abb. 2 Stufenprogramm in der Asthma-Diagnostik.
RR = Blutdruck, EVC = exspiratorische Vitalkapazität, FVC = forcierte Vitalkapazität, FEV_1 = forciertes Exspirationsvolumen in der ersten Sekunde, PEF = exspiratorischer Peakflow, BB = Blutbild, BGA = Blutgasanalyse, Lu-Fu = Lungenfunktion, Ve/Pe = Ventilation/Perfusion, MHK = Mikroherzkatheter. (Einzelheiten siehe Text).

1. Stufe: Anamnese und klinische Untersuchung

Die Vorfelddiagnostik beruht auf Interviewtechnik (Anamnese, Fragebogen) und klinischer Grunduntersuchung (Auskultation, Atemfrequenz, Puls, Blutdruck). Bei intermittierender Ruhedyspnoe, Husten und glasigem Auswurf in der Anamnese wird die Frage nach dem wichtigsten Auslösemechanismus angebracht sein (Allergie, Infekt, körperliche Anstrengung, Kälte, Beruf, Medikamente, Gerüche, Psyche, vgl. Tab. 1).

Tabelle 1 Differenzierung der Auslöse-Mechanismen

Anamnese:	Allergie, Anstrengung, Infekt, Arbeitsplatz, „Konditionierung“, Medikamente
Befunde:	Allergie, (-Stufenplan!) „individ.“ Provokation

Tabelle 2 Dyspnoe als subjektives Empfinden

1. Regelfall:
   Dyspnoe $\triangleq$ Befund
2. Erste Abweichung:
   Dyspnoe $>$ Befund: hohes Angstniveau
3. Zweite Abweichung:
   Dyspnoe $<$ Befund: geringes Angstniveau (Indolenz)

Diese erste Differenzierung kann große Schwierigkeiten machen, die aus der sehr unterschiedlichen Erlebnisbereitschaft der Patienten resultieren: Die Atemnot selbst, als subjektives Empfinden, wird von verschiedenen Individuen verschieden erlebt, wahrscheinlich in Abhängigkeit vom individuellen Angstniveau, (vgl. Tab. 2). Daraus folgert, daß ein vergleichbarer Grad der Bronchokonstriktion vom einen als „leichte Beschwerden“, vom anderen als „Katastrophe“ empfunden wird, nicht zu reden von psychosomatischen Begleitreaktionen wie Hyperventilationssyndrom und Dysfunktion der Glottis, die häufig mit im Spiele sind und auf Basis der Reflexbronchokonstriktion sogar als dominierende Pathomechanismen erscheinen können.
Bei multimorbiden, älteren Asthmatikern (mit Diabetes, Atherosklerose, Hypertonie, koronarer Herzkrankheit etc.) ist gleich auf dieser Basisstufe die Frage nach der Funktion des linken Herzens angebracht. Ein uralter, in letzter Zeit aber neu belebter Trick steht hier in der Blutdruckreaktion auf den Valsalva-Versuch zur Verfügung: Im Normalfall fällt der Blutdruck während des Valsalvamanövers ab, um danach deutlich und kurzzeitig anzusteigen. Bei pathologisch verminderter Auswurffraktion des linken Ventrikels (unter 30%) fehlt dieser Anstieg praktisch bei allen Patienten. Eine Einschränkung: der Test funktioniert nicht bei bereits erhöhtem Ausgangsblutdruck (über 160/100).

2. Stufe: Nachweis der Bronchialobstruktion mittels kleiner Spirometrie

Vielerorts wird diese Stufe berechtigterweise in die Vorfelddiagnostik einbezogen, mit Sicherheit hat die kleine Spirometrie ihren Platz in der Allgemeinpraxis

Tabelle 3 Hinweise für Bronchospasmus

- Ruhe (und) Belastungsdyspnoe
- Giemen („in der Stille")
- Erschwertes Exspirium
- Engegefühl
- Substernaler Juckreiz oder Schmerz

(Tab. 3). Es ist seit langem kein Geheimnis, daß sie weitgehend größere Wertigkeit in der Differenzierung der Dyspnoe hat als das EKG, insbesondere bei Patienten unter 70 Jahren mit einer Pulsfrequenz unter 100/Min. So hoch wir das EKG schätzen, so viel höher müßten wir die Spirometrie mit dem Broncholyseversuch schätzen. Man nehme den Fall eines sechzigjährigen Rauchers, der seinen gelegentlichen Husten und regelmäßigen Auswurf zu bagatellisieren pflegte, bis er eines Tages ein Engegefühl um die Brust und Schwierigkeiten beim Atmen bekommt. Je nach Anlaufstelle könnte er in kürzester Zeit als „Koronarkranker", „Emphysematiker" oder „Psychosomatiker" „abgestempelt" werden. Eine Vitalkapazität und ein Sekundenstoß würden aber sofort seine Atemflußbehinderung feststellen lassen, die sich auf Inhalation eines β-2-Adrenergikums gleich deutlich bessert und somit als Bronchokonstriktion erwiesen ist (Tab. 4)! Wir haben also dreifachen Erfolg zu buchen:

1. Wir wissen, woher die Dyspnoe stammt (Bronchialobstruktion).
2. Wir wissen, daß sie zum Großteil auf einem reversiblen Bronchospasmus beruht.
3. Wir können ein bereits als wirksam erwiesenes Therapiekonzept anbieten.

In aller Regel muß die Diagnose nach allen Seiten abgesichert und der individuelle Pathomechanismus geklärt werden. Auch die Plausibilitätsfrage muß geklärt sein: steht die Atemnot im zu erwartenden Verhältnis zum Grad der Obstruktion? Warum geht es z. B. dem Patienten subjektiv nicht besser, obwohl seine Bronchien jetzt frei sein müßten? Ist er vielleicht nicht nur blaß, sondern auch zyanotisch? etc...

Tabelle 4 Nachweis des Bronchospasmus mittels „kleiner" Spirometrie (VC, FEV_1)

Akuter Broncholyse Test	
	(β_2-Adrenergicum)
Langfristiger Broncholyse Test	
	(orales Cortison)
Latenter Bronchospasmus:	
	Peak Flow Selbstmessung (PEF)
	unspezif. Provokationstest

3. Stufe: Differentialdiagnose gegenüber anderen Krankheiten

Nun wird eine Absicherung gegen extrabronchiale Erkrankungen angestrebt und zugleich eine etwaige respiratorische Insuffizienz festzustellen sein. Das EKG und das Thoraxröntgen sind ebenso Routine wie das rote und das weiße Blutbild. Man liest manchmal über die hohen Kosten der negativen Röntgenaufnahmen beim Asthma. Dem ist entgegenzuhalten, daß das Nichterkennen des Spontanpneumothorax (beim Asthma häufig) deletär, der Hustenfraktur einer Rippe unangenehm, der allergischen bronchopulmonalen Aspergillose und schließlich der bakteriellen Pneumonie gefährlich sein kann (zusammen mit Erguß und Spontanpneu = Empyem!) Die Herzgröße und die Gefäßzeichnung tragen ebenso wie das EKG zur kardialen Ausschlußdiagnose bei. Letzteres ist dienlich in der Frage nach der akuten Rechts- oder Linksbelastung und der Rhythmusstörung. Für die direkte Asthmadiagnostik wäre das EKG wertlos. Das Blutbild zeigt nicht nur die Eosinophilie auf (die keineswegs der Allergie reserviert ist!), sondern auch z. B. eine Anämie als Ursache einer Belastungsdyspnoe, oder einer Polyglobulie als Ausdruck einer chronischen respiratorischen Insuffizienz. Hiefür ist wieder die Blutgasanalyse unverzichtbar, wenngleich sie bereits dem spezialisierten Labor und der Spitalsabteilung zuzuordnen ist.
Im Rahmen dieses Artikels kann die große klinische Bedeutung der Blutgasanalyse als kaum invasive, hoch informative und schnell durchzuführende Untersuchung nicht annähernd gewürdigt werden. In der Asthmadiagnostik kann sie den Schweregrad der Verteilungsstörung (Mißverhältnis von Ventilation und Perfusion) und der Erschöpfung (globale alveolare Hypoventilation) dokumentieren. Sie bietet daher die wichtigsten Parameter für die Indikation zur Beatmung. Aber auch in Fällen, die klinisch über dem Berg zu sein scheinen, kann eine fortbestehende Hypoxämie auf eine gröbere mukoide Impaktierung schließen lassen, die durch ein Ventilations-Szintigramm erwiesen und durch Bronchialtoilette behandelt werden kann.
Auf derselben Stufe der Diagnostik (zwischen Facharztpraxis und Spezialambulanz) ist auch die Sputumuntersuchung angesiedelt. Obwohl den meisten Kollegen durchaus geläufig ist, daß eine gelbe bis rötliche Färbung des Asthmasputums meist durch Eosinophile hervorgerufen wird, erfreut sich die „Eitertheorie" der größeren Popularität. In deren Folge werden dann wohlgemeinte aber sinnlose Antibiotika verschrieben. Die zytologische Untersuchung, ja bereits eine Vitalbeobachtung oder eine simple Giemsafärbung, fördert rasch zu Tage, ob die eosinophilen oder neutrophilen Granulozyten in der Überzahl sind. Im ersten Fall tut Cortison viel besser, im letzteren ein gut kalkuliertes Antibiotikum. Diese simple Entscheidung kann mit jedem Praxismikroskop getroffen werden!

4. Stufe: Nachweis der bronchialen Hyperreaktivität und allergologisches Screening

Auf ihr liegen die ersten allergologischen Befunde und die Prüfung der unspezifischen Hyperreaktivität. Als allergologischer Suchtest ist der Hauttest (Prick) unbestritten, wenn gleich ihm eine Fehlerquote von 25% anhaftet. Die Treffsicherheit ist bei den Gräserpollen am höchsten, bei den Schimmelpilzen am fraglichsten, die Hausstaubmilben liegen dazwischen. Zusammen mit einer guten Anamnese allerdings ist bereits auf dieser Stufe eine Diagnose möglich (z. B. Haustierallergie).
Die allgemeine Hyperreaktivität der Bronchien bildet die pathophysiologische „conditio sine qua non" des Asthma bronchiale. Wenn in der Remission oder zwischen den Anfällen ein normales Spirogramm erhoben wird, hilft der bronchiale Provokationstest weiter. Er kann durch Inhalation mit typischen Mediatoren (Azetylcholin, Histamin) gemacht werden, genauso wie mit typischen Auslösern bei entsprechender Anamnese, wie Kaltluftventilation, körperlicher Belastung (exercise induced asthma) oder isokapnischer Hyperventilation. Die erstgenannten medikamentösen Methoden sind prinzipiell auch in der Spezialpraxis möglich, wenn geeignete Meßgeräte, Hilfspersonen und ein Notkoffer mit Intubation zur Verfügung stehen. Eine weitere, sehr nützliche Möglichkeit der Verlaufsbeobachtung bildet die Selbstmessung des „peak flows" (PEF) durch den Patienten selbst mit einem handlichen kleinen Gerät.

5. Stufe: RAST, Ergometrie und Blutgasanalyse

Ab diesem diagnostischen Niveau scheiden sich die allergologisch-immunologische Diagnostik und die weitere Differenzierung von Dyspnoe und Obstruktion endgültig voneinander, da der materielle Aufwand für einen einzigen Betreiber zu groß geworden ist. Das allergologische Labor strebt mit der Bestimmung der spezifischen IgE-Antikörper (RAST) eine weitere Eingrenzung der fraglichen Allergene an. Das cardio-pulmonale Labor setzt nicht nur die symptomlimitierte Belastungsprüfung ein (Ergometrie mit EKG und Blutdruckmessung), sondern kombiniert die Untersuchung sinnvoller Weise mit der Blutgasanalyse (p02 und pC02, pH und BE in Ruhe, bei Belastung und in der Erholphase). Auf dieser Stufe ist in 4/5 der allergieverdächtigen Fälle eine Entscheidung (Beweis oder Ausschluß einer relevanten Allergie) gefallen, und mit ähnlich hoher Treffsicherheit eine cardiale Ursache der Dyspnoe mit oder ohne respiratorische Insuffizienz auszuschließen. Daß die Spezifität der Befunde nicht 100% ist (keine falsch-negativen Resultate), stellt den Test an sich nicht in Frage. Doch besteht gerade hier wieder die Herausforderung an den Kliniker, die Plausibilität der Testresultate innerhalb der Gesamtsituation des individuellen Patienten zu prüfen.

6. Stufe: Spezifische Provokationsteste, detaillierte Funktionsprüfung und Bronchologie

Ab nun wird die Untersuchung sprunghaft teurer und invasiver, muß daher dem Spezialisten vorbehalten bleiben, der nicht nur für die fachgerechte Durchführung, sondern bereits für die Indikationsstellung selbst verantwortlich zu machen ist. Die spezifische Provokationsuntersuchung mit einem verdächtigen Allergen kommt nur dann in Frage

- wenn die vorangehende allergologische Befundsynopse aus Anamnese, Hauttest, Gesamt IgE und RAST eine klinisch relevante Allergie weder ausschließen noch beweisen konnte,
- wenn dies vom Gesetzgeber gefordert ist (berufsbedingte Allergie).

Die Untersuchung hat eine hohe Sensitivität (wenig falsch positive Resultate) und Spezifität (wenig falsch negative Befunde), doch ist sie mit gewissen Unannehmlichkeiten bis Gefährdungen des Patienten verbunden. Diese können einerseits in heftigen Sofort- oder Spätreaktionen bis hin zu akutem Schockgeschehen bestehen (Inzidenz allerdings unter 1‰), andererseits in der wochenlang anhaltenden Steigerung der unspezifischen Anfallbereitschaft.

Die detaillierte Lungenfunktionsprüfung mit dem Ganzkörperplethysmographen ist angezeigt, wenn das absolute thoracale Gasvolumen und die spezielle Atemmechanik (Resistance) zur Klärung des vorherrschenden Pathomechanismus beitragen sollen (insbesondere zur Emphysemdiagnostik). Auch die Messung der Compliance (Retraktionsdrucke), des closing volume und der Diffussionskapazität finden sich auf dieser Stufe der Diagnostik, allerdings nicht obligat. Nicht zu vergessen ist der diagnostische Wert der Bronchoskopie zur Klärung einer lokalisierten Stenose eines größeren Bronchus, und der Sekretgewinnung für Kultur und Antibiogramm und allenfalls zur Bronchiallavage bei eosinophilen Infiltraten, Verdacht auf exogen allergische Alveolitis, allergische bronchopulmonale Aspergillose, Atelektasen etc.

7. und 8. Stufe: Regionale Funktionsprüfung und pulmonale Hämodynamik

Auf dem allergologischen Sektor ist die letzte Stufe wohl die probeweise, aufwendige Allergenkarenz aus diagnostischen Gründen. Besonders die Nahrungsmittelallergien stellen hier hohe, oft kaum zumutbare Anforderungen. Auf dem apparativen Sektor sind die letzten Stufen der regionalen Funktionsprüfung und der Messung der Hämodynamik beim Asthma bronchiale vorbehalten. Die erstere kommt in Frage, wenn der begründete Verdacht auf eine therapierefraktäre mukoide Impaktierung besteht. Die Klinik eines solchen Falles ist gekennzeichnet

durch Atemnot ohne Giemen, allgemeine Schwäche, Tachykardie und Hypoxämie, trotz voller laufender Therapie inklusive Steroide. Wenn dann im Thoraxröntgen eine Atelektase besteht, so ist die Indikation zur bronchoskopischen Absaugung leicht zu entscheiden. Ist das Röntgen aber bland (allenfalls lokal überbläht), hilft nur der kombinierte Ventilations-Perfusions-Scan weiter.
Wir erhalten dann eine verläßliche Information über völlig von der Ventilation ausgeschlossene, oder aber verzögert ventilierte (stenosierte) Bezirke mit hoher Auswaschzeit. Interessanterweise ist die Perfusion in solchen Regionen oft erhalten, sodaß wir von einem „umgekehrten mis-match“ sprechen können, im Gegensatz zum klassischen „mis-match“ der Pulmonalembolie mit fehlender Perfusion und normaler Ventilation. Nur selten wird – außer zu speziellen wissenschaftlichen Fragen – der Rechtskatheter notwendig sein, doch ist auch diese blutig invasive Methode bei manchen Patienten angezeigt, wenn trotz aller vorangegangener Untersuchungen ein Verdacht auf Vorherrschen einer Linksinsuffizienz offenbleibt. Allerdings sind wir auch bei diesen Fällen in der Lage, den Katheter durch Ultraschall des Herzens oder die Isotopendiagnostik überflüssig zu machen, wenn es um die Ausschlußdiagnostik einer Störung geht.

Zusammenfassung

Die Früh- und Erstdiagnostik des Asthma bronchiale kann nur durch eine Ausweitung der Basisdiagnostik verbessert werden. In einem Stufenplan der Diagnostik sollte eine erste Grundstufe mit gediegener Anamnese und physikalischer Untersuchung gleich von der zweiten Stufe mit der kleinen Spirometrie gefolgt werden. Die dritte Stufe betrifft die erste obligate Differenzierung gegen mögliche mitbestimmende oder sogar vorrangige Erkrankungen des Herzens, des Stoffwechsels und des Blutes (Anämie). Die Blutgasanalyse dient der Differenzierung oder dem Ausschluß einer respiratorischen Insuffizienz. Diese drei ersten Stufen sind (mit Ausnahme der Blutgasanalyse) wohl bereits in der Allgemeinpraxis zu realisieren, mit Sicherheit aber in der Facharztpraxis. Erst ab der vierten Stufe werden zunehmend Fachkliniken (wenn auch auf abulanter Basis) zugezogen werden müssen. Dies betrifft die spezielle Allergologie, wie auch die Quantifizierung der unspezifischen Hyperreaktivität, der Berufsfähigkeit, der differenzierten Infektdiagnostik bei Purulenz, der regionalen Lungenfunktion zur Aufdeckung einer relevanten mukoiden Impaktierung und der Untersuchung des kleinen Kreislaufs mit Isotopen, Ultraschall und Mikroherzkatheter. Ein solcher Stufenplan trägt bei zur Selbstdisziplin des Untersuchers und zur Rationalisierung bei gleichzeitiger Optimierung des Untersuchungsganges.

Asthma im Kindesalter

U. Wahn

Einführung

Wenngleich die grundlegenden pathophysiologischen Mechanismen, die beim Asthma bronchiale des Erwachsenen eine Rolle spielen, auch im Kindesalter gelten, so liegen doch zusätzliche spezielle Faktoren vor, die für Diagnostik und Therapie besondere Überlegungen erforderlich machen.

In der Pathophysiologie des kindlichen wie des erwachsenen Asthma bronchiale spielen

1. abnorme immunologische und nicht immunologische Mechanismen der Mediatorfreisetzung sowie
2. eine abnorme Reaktivität des Patienten gegenüber Mediatorstoffen

eine zentrale Rolle.

Das kindliche Asthma bronchiale, dessen kumulative Prävalenz in Europa und in den Vereinigten Staaten in Abhängigkeit von der Definition unterschiedlich zwischen etwa 7 und 10% angegeben wird und damit die häufigste chronische Krankheit im Kindesalter darstellt, manifestiert sich in etwa 30% bereits im ersten Lebensjahr, in bis zu 50% der Fälle vor Ende des zweiten Lebensjahres sowie in 80% der Erkrankungsfälle vor der Einschulung [1, 4, 8].

Das Risiko einer bronchialen Obstruktion durch die Inflammation der Bronchialmucosa besteht besonders in den ersten Lebensjahren, wo die gegenüber Erwachsenen deutlich kleineren Querschnittsflächen des Bronchialbaumes relativ rasch durch auch geringe ödematöse Schleimhautschwellungen oder Sekretmengen relativ stark eingeengt werden. In diesen ersten Lebensjahren stehen virale Atemwegs-Infektionen als Auslöser asthmatischer Episoden im Vordergrund, so vor allem Infektionen mit RS-Virus, Parainfluenza-Virus und Adeno-Virus.

Klinik

Die klinische Symptomatik ist im Kleinkindesalter vor allem durch Tachypnoe, pfeifende Atmung und Husten charakterisiert, wobei die nicht seltene monosymptomatische Variante, die sich allein durch Husten zeigt, mit zu der Tatsache

Pneumologisches Kolloquium 4

beiträgt, daß gerade das kindliche Asthma des Vorschulkindes eine bis heute unterdiagnostizierte Erkrankung darstellt.
Intercostale und suprasternale Einziehungen sowie die Atmung mit akzessorischer Muskulatur treten bei ausgeprägten Beschwerdebildern stärker in den Vordergrund. Im Schulkindesalter findet sich bei leichteren Verlaufsvarianten als Ausdruck der bronchialen Hyperreagibilität lediglich die Angabe der Patienten, daß Atemnot nach längerer sportlicher Belastung (Dauerlauf, Fahrradtour) beobachtet wurde.
Die Manifestations-Vielfalt des kindlichen Asthma bronchiale und die daraus resultierenden unterschiedlichen therapeutischen Konsequenzen haben die Einteilung der klinischen Verlaufsformen nicht nach den auslösenden Faktoren, sondern nach dem Schweregrad als sinnvoll erscheinen lassen. Dieser bestimmt sich aus der Anzahl der Beschwerde-Episoden pro Jahr:
Schweregrad I: 1– 5 Episoden pro Jahr.
Schweregrad II: 6–10 Episoden pro Jahr.
Schweregrad III: 11–20 Episoden pro Jahr.
Schweregrad IV: Dauer-Asthma.
Bei dieser Schweregrad-Einteilung wird auf den Verlauf des einzelnen Anfalls bzw. einer Episode, auch wenn diese zu einem Status asthmaticus geführt haben, keine Rücksicht genommen.
Unter den Komplikationen, die den Langzeitverlauf des kindlichen Asthma kennzeichnen, verdienen Schulschwierigkeiten infolge hoher Fehlzeiten, Verhaltensauffälligkeiten beispielsweise infolge der Unfähigkeit, an Sport und Spiel altersgleicher Kinder teilzunehmen, sowie Wachstumsverzögerungen besondere Beachtung. In den letzten Jahren konnte durch verschiedene Studien belegt werden, daß asthmakranke Kinder hinsichtlich ihrer Skelettreifung und des Wachstums zwar eine Retardierung zeigen, letztlich jedoch eine normale Körperlänge sowie Körpergewicht erreichen. Lediglich besonders schwer betroffene Asthmatiker, insbesondere Patientengruppen, die längerfristig mit Corticosteroiden behandelt wurden, zeigen ein vermindertes Langzeitwachstum [2, 7, 10, 11].

Langzeitprognose

Bis heute sind prädiktive Faktoren, die die langfristige Prognose des kindlichen Asthma bestimmen, unzureichend erarbeitet worden. Es kann davon ausgegangen werden, daß milde frühkindliche Verläufe eine mindestens 50%ige Chance einer mittelfristigen Remission besitzen, die übrigen Patienten entwickeln in der Regel ein intermittierendes Asthma mittleren Schweregrades. Demgegenüber scheinen frühkindliche Verläufe, die sich durch eine besonders hohe Beschwerdefrequenz auszeichnen, auch langfristig eine ungünstigere Prognose zu haben, bei der eine längerfristige Remission die Ausnahme darstellt. Nach Untersuchungen von Mar-

tin und Mitarb. (1982) litten 84% der Patienten, die bereits als 10-jährige Kinder ein Dauer-Asthma hatten, auch im Alter von 21 Jahren an mäßigen oder schweren asthmatischen Beschwerden. Weitere ungünstige prädiktive Parameter waren ein Faßthorax im Alter von 10 Jahren sowie multiple positive Hautreaktionen gegenüber Inhalations-Allergenen und eine hartnäckige Bronchialobstruktion in den ersten 2 Lebensjahren.
Möglicherweise spielen auch sozioökonomische Faktoren sowie die Beschaffenheit der häuslichen Raumluft (Zigarettenrauch, Allergen-Konzentration) eine wesentliche Rolle für den Langzeitverlauf [5, 9, 12].

Therapie

In den meisten Therapiezentren hat sich Dinatriumchromoglycat als Basis-Therapeutikum des kindlichen Asthma bronchiale bewährt, welches je nach Alter des Patienten in verschiedenen Applikationsformen (Inhalationslösung für Vorschulkinder, Dosier-Aerosol für Schulkinder) zur Verfügung steht. Die Kombination mit einem Beta-II-Mimetikum in geringer Konzentration, welches neben dem bronchodilatorischen Effekt auch über eine Erhöhung der Ziliarfrequenz den mukoziliaren Transport begünstigt, hat sich durchaus bewährt und sollte in aller Regel versucht werden, bevor Xanthin-Derivate oder inhalative Corticosteroide eingesetzt werden. Der oft enttäuschende bronchodilatatorische Effekt von Beta-II-Mimetica bei Säuglingen wird über eine verminderte Rezeptorendichte erklärt [3]. Bei Steroid-Bedürftigkeit ist in jedem Falle ein Versuch mit einer hohen inhalativ applizierten Dosierung sinnvoll, bevor eine systemische Dauertherapie begonnen wird. Ipratropiumbromid zeigt bei Säuglingen und Kleinkindern in der Regel keinen überzeugenden therapeutischen Effekt [13, 14]. Ein Beispiel für ein Therapieschema in der Dauerprophylaxe des Asthma bronchiale zeigt Tabelle 1.
Für den Einsatz der Xanthin-Derivate im Kindesalter ist folgendes zu beachten:

1. Infolge der altersabhängig erhöhten Theophyllin-Clearance im Kindesalter befürfen Kinder nicht nur einer relativ, sondern gelegentlich absolut höheren Theophyllindosis als Erwachsene.
2. Auch bei Verwendung ultralang retardierter Theophyllin-Präparate ist eine einmal tägliche Dosierung im Kindesalter in der Regel nicht möglich. Bei einigen

Tabelle 1 Medikamentöse Asthma-Dauerprophylaxe bei Kindern

1. DNCG
2. DNCG + Beta-II-Mimetikum
3. zusätzlich Theophyllin
4. zusätzlich inhalatives Corticosteroid
5. zusätzlich systemisches Corticosteroid

Präparationen konnte nachgewiesen werden, daß eine zweimal tägliche Dosierung ausreichende therapeutische Serumspiegel über 24 Stunden gewährleistet [15].

3. Bei Schulkindern kann die Langzeit-Theophyllinisierung in der Regel mit einer Dosierung von 2 x täglich 9–10 mg Theophyllin pro Kilogramm Körpergewicht begonnen werden. Da die individuellen Tagesprofile bei einer auf das Körpergewicht bezogene Dosierung jedoch stark streuen (Abb. 1), ist in jedem Falle eine Optimierung der Dosis unter Theophyllin-Serum-Spiegelkontrolle indiziert [16].

Bei der Langzeit-Einstellung des Asthma bronchiale hat sich die Therapiekontrolle

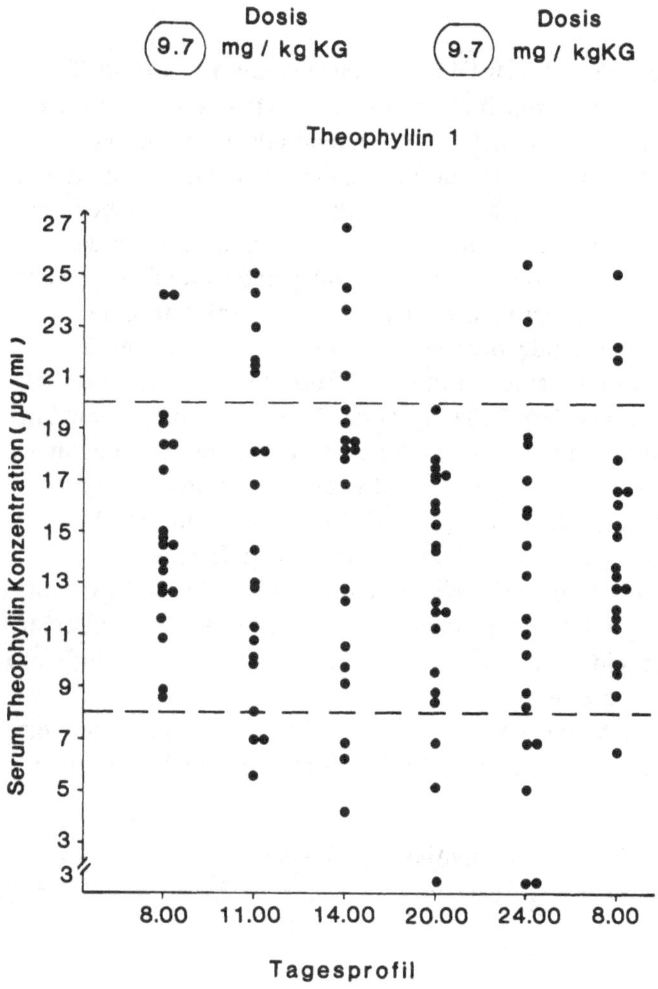

Abb. 1 Theophyllin-Tagesprofile bei 20 Schulkindern mit Asthma bronchiale unter einer mittleren Theophyllin-Dosis von 2 x täglich 9,7 mg/kg Körpergewicht Uniphyllin.

durch Überwachung des exspiratorischen Spitzenflusses mit Hilfe einfacher Peakflowmeter sehr bewährt. Sie dient gleichzeitig der Verbesserung der Perzeption des Patienten, begünstigt eine kritischere und differenziertere Überwachung durch die Familie und erleichert langfristige therapeutische Entscheidungen durch den behandelnden Arzt.
In den letzten Jahren sind insbesondere in den USA für asthmakranke Kinder Schulungsprogramme entwickelt worden, in denen nicht nur Wissen und Verständnis über Asthma, dessen Pathophysiologie sowie mögliche Trigger-Faktoren vermittelt wird, sondern auch der Versuch gemacht wird, die Möglichkeit der eigenen Überwachung des Krankheitsverlaufes durch den Patienten zu entwickeln und dadurch adäquatere Einstellungen der Familie zum kindlichen Asthmatiker zu ermöglichen.
In verschiedenen Studien konnte gezeigt werden, daß derartige systematische Programme langfristig zu einer Abnahme schulischer Fehltage und Krankenhaus-Notfallaufnahmen führen, wobei gleichzeitg häufig eine Zunahme von inner- und außerschulischen Aktivitäten registriert wurde. Wenngleich weitere kontrollierte Untersuchungen über den Stellenwert von Schulungsprogrammen ausstehen, so erscheint es denkbar, daß in Zukunft mit Hilfe derartiger Programme nicht nur eine bessere Patienten-Compliance, sondern auch eine erhöhte Lebensqualität chronisch kranker Asthmatiker erreicht werden kann.

Literatur

[1] Cropp, G. J. A.: Special Features of Asthma in Children. Chest **87** [Suppl.], (1985), 56–62.
[2] Shohat, M., T. Shohat, R. Kedem et al: Childhood asthma and growth outcome. Arch. Dis. Childh. **62** (1987) 63–65.
[3] Reinhardt, D., T. Zehmisch, B. Becker et al.: Age-dependency of alpha- and beta-adrenoceptors on thrombocytes and lymphocytes of asthmatic and nonasthmatic children. Eur. J. Pediatr. **142** (1984), 111–116.
[4] Debelic, M.: Asthma bronchiale im Kindes- und Jugendlichenalter. Prax. Klin. Pneumol **36** (1982), 49–61.
[5] Foucard, T.: The Wheezy Child. Acta Paediatr. Scand. **74** (1985), 172–178.
[6] Skarpaas, I. J. K., A. Gulsvik: Prevalence of Bronchial Asthma and Respiratory Symptoms in Schoolchildren in Oslo. Allergy **40** (1985), 295–299.
[7] Friemelt, A.: Schulabschlüsse für asthmakranke Kinder. Sozialpädiatrie **6** (1985), 310–312.
[8] Zeltner, S., F. H. Sennhauser, R. Kraemer: Epidemiologische Aspekte des Asthma bronchiale im Kindesalter. Schweiz. med. Wsch. **116** (1986), 1 210–1 216.
[9] Turner, K. J., G. K. Dowse, G. A. Stewart, et al.: Prevalence of Asthma in the South Fore People of the Okapa District of Papua New Guinea. Int. Archs Allergy appl. Immun. **77** (1985, 158–162.
[10] Balfour-Lynn, L.: Growth and childhood asthma. Arch. Dis. Child. **61** (1986), 1 049–1 055.

[11] Balfour-Lynn, L.: Childhood asthma and puberty. Arch. Dis. Childh. **60** (1985), 231–235.
[12] Linna, O.: A 5-jear Prognosis of Childhood Asthma. Achta Paediatr. Scan. **74** (1985), 442–445.
[13] Henry, R. L., E. J. Hiller, A. D. Milner et al.: Nebulized ipratopium bromide and sodium cromoglycate in the first two years of life. Arch. Dis. Childh. **59**, 54–57.
[14] Henry, R. L., A. D. Milner, G. M. Stokes: Ineffectiveness of ipratropium bromide in acute bronchiolitis. Arch. Dis. Childh. **58** (1983), 925–926.
[15] (Tabachnik. E. et al.: Sustained-release theophylline: a significant advance in the treatment of childhood asthma. J. Pediatr. **100** (1982), 489–492).
[16] Thoenes, H., B. Fischer, B. Kahle et al.: Probleme der Langzeittherapie mit Xanthin-Derivatem beim kindlichen Asthma bronchiale. Atemw.-Lungenkrkh. **13** (1987), 116–120.

Berufsbedingtes Asthma bronchiale

G. Fruhmann

Als Ursache für ein berufsbedingtes Asthma bronchiale unterteilt man in überwiegend allergisierende und vorwiegend chemisch-irritativ, toxisch wirkende Stoffe (Tab. 1 und 2). Die Angaben über Häufigkeit und Schweregrad in den Tabellen beruhen auf integrierten Schätzungen für die Verhältnisse in der Bundesrepublik Deutschland, wie sie dem Arzt in der Praxis begegnen werden.

Allergisches „Berufsasthma“

Unter den auf Sensibilisierung beruhenden Asthmaformen steht im gewerbeärztlichen Bereich das Asthma der Mehlberufe weit im Vordergrund. Etwa 80% der rund 1700 Berufskranken in der Bundesrepublik mit einer Rente wegen einem allergischen Asthma bronchiale haben sich dieses in Mehlberufen zugezogen. Darunter fallen Tätigkeiten in Back- und Teigwarenfabrikation sowie in Mühlen. Man rechnet mit 120 000 derart exponierten Berufstätigen in der Bundesrepublik. Das Backmehl enthält über 40 Allergien auslösende Stoffe, die teilweise auch Antigenverwandtschaft und Kreuzreaktionen zu Gräserpollen aufweisen. Deshalb ist eine Sensibilisierung gegen Gräserpollen nicht in jedem Fall ein Gegenargument gegen die stattgehabte berufliche Verursachung. Unter den Backzusatzstoffen achte man auch auf die sensibilisierende Wirkung von Proteasen und der Amylase, die von Aspergillen gewonnen wird. Meine Mitarbeiter haben bei Bäckern mit einer Respirationsallergie spezifische IgE-Antikörper gegen Amylase nachgewiesen. Die Prävalenz einer Sensibilisierung gegen die Pilzamylase betrug bei 200 Mehlstaub exponierten Beschäftigten ohne Beschwerden sogar 2–4%. Von den Probanden mit arbeitsplatzbezogenen Beschwerden litten ein Drittel an einer derartigen Allergie. Bereits Konzentrationen von 1–20 µg/ml lösten außergewöhnlich starke immunologische Reaktionen in-vivo aus. Die Prävalenz einer respiratorischen Mehlallergie im allgemeinen liegt unter den Exponierten bei 17%, etwa ein Drittel davon leiden an asthmatischen Beschwerden. Auffallend ist, daß das mittlere Berufsalter der Erkrankten in einer kürzlichen Untersuchung mit 17 Jahren, die Streubreite der Expositionszeit bis zum Auftreten erster klinischer Symptome zwischen 1 und 31 Jahre betrug. Obwohl Neurodermitis-Erkrankungen in der Eigenanamnese bei den kranken Bäckern doppelt so häufig wie bei den gesunden angegeben wurden, fanden sich atopische Vorerkrankungen bei klinisch gesunden Bäk-

Tabelle 1 Allergisches Berufs-Asthma

Stoff	berufliche Haupt-Exposition	Häufigkeit	Schweregrad
Mehlstaub, Kleien einschl. Soja- und Guarmehl Backzusätze (Amylasen)	Bäcker usw. („Mehlberufe")	+++	+++
Insekten einschl. Bienen		+++	+++
Schmetterlinge	Biologie-Lab.		
Heuschrecken	Arbeiten mit		
Milben	parasitär verunreinigten		
Kornkäfer	Futtermitteln		
Seidenraupen			
Zuckmücken	Fischfutter f. Aquarium		
Läuse	Karminfarbstoff f. Kosmetika		
Haarstaub v. Mensch und Tier	Tierpfleger	+++	+++
	Friseur		
Federnstaub	Veterinärwesen		
Rattenurin	Federbetten-Herstellung		
Schalentiere			
Proteasen und sonstige Enzyme	Küchenpersonal durch Gewürze, Fleischmürber	++	+++
Papain			
Subtilisin	Waschmittelhersteller		
Pankreatin	Pharmaz. Betriebe		
Trypsin	„Mehlberufe"		
Pektinase	Obstverwertung		
Amylase			
Kolophonium (und Naturharze)	Flußmittel beim Löten	++	+
Getreidestaub	Landwirte	++	+
Futtermittel (Pilzsporen, Leguminosen, Milben, Insekten)	Müller		
Holzstaub	Waldarbeiter	+	+
	Säger, Schreiner	++	+
Diisocyanate	Herstellung und Anwendung von Polyurethan-Schäumen, Lacken und Klebstoffen	+++	++
Phthal- und Trimellit-säureanhydrid	Anwendung als Härter und Weichmacher in der Kunststoffindustrie (Epoxy-Systeme, Kunstharze)	+	++
Platinsalze	Herstellung, Anwendung	++	++

Tabelle 2 Chemisch-toxisches Berufsasthma

Stoffgruppe	berufliche Hauptexposition	Häufigkeit	Schweregrad
Aliphatische Amine z. B.	Chemie-Laboratorien	++	++
Ethylendiamin (Diaminoethan)	Lösemittel in Gummi-, Arznei-, Lackindustrie	+	+
Dimethly-ethanolamin	Sprayen v. Acrylfarben		
Triethylen-tetramin	Härter für Kunstharze	(+)	(+)
Aminoethyl-ethanolamin	Flußmittel f. Löten v. Aluminium	(+)	(+)
Phenylendiamin	Entwickler in d. Fototechnik	(+)	(+)
Persulfate	Chemische Industrie, Friseure, Bleicherei, Fototechnik	+	++
Epichlorhydrin (Moleküle mit Epoxi-Konfiguration)	Kunstharzherstellung	+	+
Acrylate Methylmethacrylate	Herstellung u. Staub v. erhitztem Plexiglas, Klebstoffe f. zahnärztl. und orthopädische Maßnahmen	+	+
Polytetrafluorethylen (z. B. *Teflon*) und Polyvinylchlorid-Spaltprodukte	Lebensmittelverpackung Schneiden v. Folien mit Schweißdraht Kleben v. Etiketten	+	+
Formaldehyd	Chemische Industrie, Desinfektion, Gerberei	(+)	+
Furfuryl-Alkohol	Formenbau	(+)	+

kern auch verhältnismäßig häufig, nämlich in 15% nach einer Untersuchung von Thiel und Ulmer [6] und in 5% nach einer Untersuchung von Hartmann in der Schweiz [4]. Nur 18% der Bäcker mit Respirationsallergien hatten in der Vorgeschichte atopische Vorerkrankungen aufzuweisen. Das Tragen von Leichtmasken mit der Schutzwirkung eines Grobstaubfilters stellt aus arbeitsmedizinischer Sicht vorübergehend, das heißt bei Tätigkeiten mit besonders ausgeprägter Mehlstaubentwicklung, eine sinnvolle Maßnahme dar [7]. Ein unkomplizierter Mehlschnupfen bewirkt in der Regel keine Minderung der Erwerbsfähigkeit. Dennoch ist diese Symptomatik Grund zu einer verschärften Überwachung und gegebenenfalls zur Meldung einer drohenden Berufskrankheit, die nach § 3 BeKV Vorsorgemaßnahmen der Berufsgenossenschaft, letztlich auch eine Umschulung, veranlassen kann. Die entsprechenden Antigene, die sich im Staub von getrockneten und präparierten Insekten finden, sind sehr aggressiv. An entsprechenden Arbeitsstätten werden Sensibilisierungsindizes zwischen 50 und 66% sowie eine Prävalenz von Respirationsallergien mit 73% angegeben. Die Herstellung und Verwendung getrockneter Zuckmückenlarven für Fischfutter sind Ursache für ein Asthma, das durch Hämoglobin hervorgerufen wird und Anlaß gab, spezifische Antigen-Determinanten molekularbiologisch zu ermitteln. Die Arbeitsgruppe um meinen Mitarbeiter Baur [1] identifizierte nicht nur das Hämoglobin der Zuckmückenlarve, sondern bestimmte Molekülbruchstücke als die spezifisch wirksamen antigenen Bestandteile. Bis jetzt sind 7 Antigen-Determinanten als molekulare Bindungsstellen für die menschlichen IgE-Antikörper innerhalb gewisser Aminosäuresequenzen der Zuckmückenhämoglobine erkannt worden. Das Molekül kann man mit der Röntgenstrukturanalyse optisch darstellen und die aktiven Antigenendigungen für die IgE-Bindung demonstrieren. Es handelt sich hierbei um eine hochspezifische Identifikation von Antigen-Determinanten bis zu bestimmten Atomgruppen, die in letzter Zeit von unserer Arbeitsgruppe mit monoklonalen Antikörpern weiter vorangetrieben worden ist.

Proteasen, die als Antigene Anlaß geben zu allergisch bedingten obstruktiven Atemwegserkrankungen, finden sich beispielsweise im Fleischmürbesalz. Exemplarisch ist der Koch, der seine asthmatischen Beschwerden von der Protease Papain bekam, die dem Kochsalz beigemischt war und die zubereiteten Fleischspeisen mürbe machen sollte. Auch in pharmazeutischen Betrieben muß bei der Herstellung von Proteasen-haltigen Medikamenten mit allergischen Asthma-Reaktionen gerechnet werden, wie einschlägige Beobachtungen gezeigt haben.

Kolophonium, das dem Lötmaterial als Flußmittel zugesetzt wird, ist im wesentlichen die Ursache des Löt-Asthmas. Insbesondere die Abeitinsäure wird als Antigen angeschuldigt.

In der angelsächsischen Literatur spielt der Staub von Getreide und Futtermitteln häufig eine ursächliche Rolle für ein Berufsasthma. Eine derartige Diagnose ist aufgrund unterschiedlicher Definitionen jedoch nicht mit dem in der Bundesrepublik geltenden Begriff der Berufskrankheit nach Ziffer 4301 der Berufskrankheitenliste gleichzusetzen, denn es handelt sich meist nur um eine vorübergehende bronchialobstruktive Symptomatik. Unter den Holzstäuben sind insbesondere exotische Holzarten, wie Abachi, Gabun, Limba, Teak, Thuja u. a. als Antigene im Respirationssystem wirksam.

Für die Herstellung von Polyurethan-Systemen, Schaum- und Klebstoffen, Lacken und Holzersatz, sind Isocyanate eine Fabrikationskomponente. Beim Einschäumen von wertvollem Verpackungsgut oder beim Lackieren oder Kleben mit 2-Komponenten findet sich in der Anwendungstechnik meist eine Komponente, welche Isocyanate enthält. Als chemisch aktive Atomgruppierung wirkt $N{=}C{=}O$. Spezifische IgE-Antikörper gegen Diisocyanate, wie sie in der Kunststoffindustrie Anwendung finden, haben wir mit einer Prävalenz von 5% der exponierten Arbeiter festgestellt. In arbeitsmedizinischen Vorsorgeuntersuchungen hatten in unserer

Universitätsinstitution 3–8% von 214 untersuchten Isocyanat-Exponierten objektive Gesundheitsstörungen des Bronchialsystems, 2,3% klagten über Atembeschwerden. Bei empfindlichen Personen können schon Konzentrationen um 0,001 ppm, das ist ein Zehntel des derzeit geltenden MAK-Wertes für Dauerexposition, zur heftigen Bronchialobstruktion führen. Leider zeigte die unspezifische inhalative Provokation mit Metacholin im Vergleich mit der experimentellen Isocyanat-Exposition jeweils in etwa einem Sechstel falsch negative und falsch positive Ergebnisse [2, 3].
Unter den Metallverbindungen wirken insbesondere Platinsalze als Hapten und führen zu asthmatischen Reaktionen. Eine unmittelbare Histamin-Freisetzung wird diskutiert. Die Exposition gegenüber diesen Verbindungen wächst mit zunehmender Anwendung der Katalysator-Technik.

Chemisch-toxisches „Berufsasthma"

Die Pathogenese dieser Asthmaformen erklärt man sich mit einer meist reversiblen Reflex-Bronchokonstriktion durch Öffnung der intrazellulären „tight-junction" in der Bronchialschleimhaut, ferner mit einer direkten, lokalen Freisetzung von Entzündungsfaktoren, partiellen Blockaden der beta-adrenergen Rezeptoren und mit einer unmittelbaren Wirkung auf das Komplementsystem. Dadurch wird verständlich, warum die Entwicklung eines chronischen Asthmas nach Beendigung der schädigenden toxischen Einwirkung weniger häufig angetroffen wird als nach Sensibilisierung der Bronchialschleimhaut bei allergischer Genese. Dennoch kann eine im Metacholintest nachweisbare Hyperreagibilität des Bronchialbaums persistieren, von der man aber häufig nicht weiß, ob sie schon vor der inhalativen Einwirkung am Arbeitsplatz bestanden hat. Atemschutzmasken sind gegen die Inhalation chemischer Noxen wirksamer als gegenüber Antigenen, da mit einer Überempfindlichkeitsreaktion auf kleinste Mengen selten zu rechnen ist. Hier kommen Halbmasken mit Partikel-Steckfilter in Frage, die vor gesundheitsschädlichem Feinstaub aus festen und flüssigen Partikeln schützen müssen (DIN 58645, Filtertyp: P2).
In Tabelle 2 sind inhalative Schadstoffe und gefährdende Arbeitsplätze aufgeführt, die als Ursache für ein durch chemisch-toxische Einwirkung hervorgerufenes Berufsasthma in Betracht zu ziehen sind. Nach Einwirkung von chemisch-irritativen oder toxischen Substanzen treten häufig die bronchialobstruktiven Reaktionen erst einige Stunden später auf, so daß die Symptome erst nachts empfunden werden. Aliphatische Amine werden vielfältig als Lösemittel und als Härter eingesetzt, ohne daß der Arzt auf ihre Verwendung aufmerksam wird. Man sollte stets nach diesen Stoffen forschen, wenn asthmatische Beschwerden nicht auf bekannte sensibilisierende oder toxische Substanzen zurückgeführt werden können. Auch bei

zahnärztlichen und orthopädischen Maßnahmen findet man sie für die Anwendungstechnik von Akrylaten.
Bei Persulfaten handelt es sich um aggressive Chemikalien, die vorwiegend an Arbeitsplätzen in der chemischen Industrie und während Bleichvorgängen, z. B. im Friseurhandwerk, einwirken.
Epichlorhydrin und Moleküle mit dem Sauerstoffatom in Epoxi-Bindung führen zu einer hohen chemischen Reaktionsbereitschaft. Derartige Stoffe sind bei der Herstellung und Anwendung von Klebstoffen sowie bei der Produktion von Kunstharzen zu finden.
Während der Herstellung und des Schneidens von Polyakrylharzen (Plexiglas = Polymethylmetakrylat) ist das inhalierte Monomer ein Reizstoff. Auch Stäube des Polymers wurden als Ursache schwerer aber passagerer nächtlicher Asthmaanfälle aufgedeckt.
Abschließend sei darauf hingewiesen, daß eine Berufskrankheit in der Bundesrepublik Deutschland nur dann anerkannt werden kann, wenn bestimmte Berufsgruppen durch besondere Einwirkungen an ihrem Arbeitsplatz in erheblich höherem Maße gefährdet sind als die übrige Bevölkerung. Die Berufskrankheiten sind in einer Liste als Anlage der Berufskrankheitenverordnung beigefügt. Im Falle des Berufsasthmas handelt es sich nach Ziffer 4301 und 4302 dieser Liste um durch allergisierende bzw. chemisch-irritativ oder toxisch wirkende Stoffe verursachte obstruktive Atemwegserkrankungen, die zur Unterlassung aller Tätigkeiten gezwungen haben, die für die Entstehung, die Verschlimmerung oder das Wiederaufleben der Krankheit ursächlich waren oder sein können. Der begründete Verdacht auf das Vorliegen einer Berufskrankheit ist zu melden, auch der Verdacht auf die Entstehung einer konkreten Berufskrankheit im Einzelfall. Dann haben Vorsorgemaßnahmen der gesetzlichen Unfallversicherung zu greifen. Ein Asthma kann aber als Berufskrankheit nur anerkannt werden, wenn es zur Aufgabe der krankheitsauslösenden Berufstätigkeit geführt hat. Diese Legalvoraussetzung unterstreicht den medizinischen Primat der Allergenkarenz für die Therapie allergischer oder chemisch-toxischer Atemwegserkrankungen.

Literatur

[1] Baur, X., M. Dewair, G. Fruhmann et al.: Hypersensitivity to chironomids (non-biting midges): localization of the antigenic determinants within certain polypeptide sequences of hemoglobins (erythrocruorins) of Chironomus thummi thummi (Diptera). J. Allergy Clin. Immunol. **69** (1982) 66.

[2] Fruhmann, G.: Arbeitsmedizinische Vorsorgeuntersuchungen von Diisocyanat-Exponierten nach G 27. Arbeitsmed. Sozialmed. Präventivmed. **22**. (1987) 58.

[3] Fruhmann, G., X. Baur, C. Vogelmeier: Inhalative Provokation mit Isocyanaten im Vergleich mit Metacholin und mit dem Hauttest. Arbeitsmed. Sozialmed. Präventivmed. **22** (1987) 94.

[4] Hartmann, A. L.: Berufsallergien bei Bäckern.
Epidemiologie, Diagnose, Therapie und Prophylaxe, Versicherungsrecht
Dustri, München 1986.
[5] Kentner, M., H. Valentin: Bronchialasthma als Berufskrankheit.
Allergologie **9** (1986) 102.
[6] Thiel, H., W. T. Ulmer:Respirationsallergien bei Bäckern.
Epidemiologische, klinische und arbeitsmedizinische Aspekte.
Bücherei d. Pneumologen 8.
Thieme, Stuttgart 1982.
[7] Woitowitz, H. J.: Zur Schutzwirkung einer partikelfiltrierenden Leichtmaske gegenüber Mehlstaub.
Staub-Reinhalt. Luft **46** (1986) 239.

Methoden der Hyposensibilisierung

J. Kleine-Tebbe, S. Jeep, G. Kunkel

Die spezifische Hyposensibilisierung stellt eine Form der Immuntherapie dar, bei der wiederholt in steigenden Mengen ein relevantes Allergen bis zum Erreichen einer Erhaltungsdosis appliziert wird, um Symptomfreiheit zu erlangen. An den verabreichten Extrakt müssen hohe Qualitätsansprüche gestellt werden, wobei Immunogenität und Allergenität in einem optimalen Verhältnis gegeben sein müßten. Dabei ist die Immunogenität des Extraktes als Maß für die Immunantwort mit bester Toleranzentwicklung definiert, während die Allergenität die Eigenschaft des Extraktes bezeichnet, zu lokalen und systemischen allergischen Reaktionen zu führen. Der ideale Allergenextrakt wäre demnach eine Kombination maximaler Immunogenität bei minimaler Allergenität.

Methoden

In der Vergangenheit sind verschiedene Formen der Hyposensibilisierung entwickelt worden (Tab. 1).
Die *lokale Immuntherapie* durch nasale Applikation wäßriger Extrakte brachte bei Patienten mit allergischer Rhinitis unterschiedliche Ergebnisse [1–4].

Tabelle 1 Methoden der Hyposensibilisierung

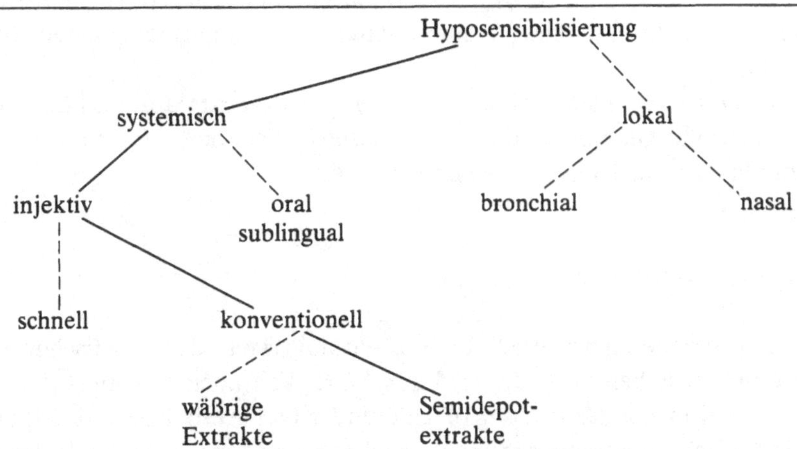

Pneumologisches Kolloquium 4

Neuere Studien [5–9] belegen die Wirksamkeit dieser Behandlung bei vorwiegend nasalen Symptomen, obgleich der Anstieg blockierender Antikörper geringer ausfällt als bei subcutaner Allergenapplikation [10]. Problematisch ist die geringe therapeutische Breite: Während niedrige Dosen wenig Wirkung gegenüber dem Kontrollkollektiv zeigten [11, 12], werden Dosissteigerungen durch gehäufte lokale Begleitreaktionen an der Nase begrenzt [13–15]. Modifizierte Allergene mit höherer Immunogenität bei gleicher Allergenität sind möglicherweise besser geeignet für diese Behandlungsform [13, 16, 17]. Obwohl Hyposensibilierungsversuche mit Allergeninhalationen bei allergischem Asthma klinisch wirksam waren [18–20], ist dieses Verfahren wegen seiner potentiellen Gefährdung nicht für die Routinebehandlung geeignet.

Die *orale Hyposensibilisierung* wird kontrovers beurteilt. Während einige Autoren von der Wirksamkeit überzeugt sind [21, 22], muß generell doch festgestellt werden, daß der therapeutische Effekt mit Sicherheit deutlich schlechter ausfällt als bei der subcutanen Immuntherapie [23, 24]. Orale Behandlungsversuche können in Ausnahmefällen bei Kindern bis zum 10. Lebensjahr gerechtfertigt sein, eine Behandlung Jugendlicher und Erwachsener ist abzulehnen [25–28]. Kürzlich wurde die Möglichkeit der sublingualen Hyposensibilisierung beschrieben. Bei einigen Probanden kam es zu einem deutlichen Antikörperanstieg der IgG_4-Klasse, das Verfahren könnte so in Zukunft unter Umständen bei der Behandlung von Kleinkindern an Bedeutung gewinnen [29].

Die ersten erfolgreichen *subcutanen* Hyposensibilisierungsversuche wurden 1911 von Noon [30] sowie Freeman [31] mit wäßrigen Pollenextrakten durchgeführt. Die Wirksamkeit dieser Methode ist heute durch eine Vielzahl zum Teil doppelblind durchgeführter Untersuchungen für IgE-vermittelte Erkrankungen belegt worden [32–43]. Während zunächst mit wäßrigen Extrakten behandelt wurde, setzte sich in den letzten 20 Jahren besonders im europäischen Raum die Verwendung von sogenannten Semidepot-Extrakten durch. Die Schnellhyposensibilisierung mit hochgereinigten wäßrigen Extrakten (Bienen- und Wespengiftprotein) findet nur noch bei Insektengiftallergikern unter stationären Bedingungen Anwendung [44–48].

In jüngster Zeit ist durch Entwicklung eines Semidepot-Extraktes auch bei Bienen- und Wespengiftallergie eine ambulante Hyposensibilisierung möglich, die jedoch Spezialabteilungen vorbehalten bleiben sollte [49].

Wirkungsmechanismen

Obwohl verschiedene Hypothesen über die Wirkungsweise der spezifischen Hyposensibilisierung bestehen (Tab. 2), wird ihre Wertigkeit noch diskutiert [50].

Das klassische Konzept der Bildung blockierender IgG-Antikörper [51–54] erklärt den Erfolg der Immuntherapie nur unvollständig. Eine „down-regulation“ des spezi-

Tabelle 2 Wirkungsmechanismen der Hyposensibilisierung

1. Bildung blockierender IgG-Antikörper (IgG_4)
2. Anstieg von sekretorischem IgA
3. Bildung von anti-ideotypischen Antikörpern
4. Änderung der Mastzellreagibilität
5. Tachyphylaxie gegenüber primären Mediatoren
6. „down-regulation" von spezifischem IgE
   - Stimulation von IgE-T-Suppressor-Zellen
   - Inhibition von IgE-T-Helfer-Zellen
   - Transformation von IgE-T-Helfer-Zellen in Killer-Zellen
   - Reduktion von IgE-kompetenten T-Gedächtnis-Zellen
   - Toleranz der IgE-bildenden B-Zellen

fischen IgE durch verschiedene immunologische Vorgänge steht heute im Mittelpunkt des Interesses [55]. Der Anstieg der T-supressor-cell-Aktivität bewirkt eine Abnahme der IgE-Neubildung [56]. Hinzu kommt möglicherweise eine Abnahme der Helfer-Zell-Aktivität bzw. ihre Umwandlung in Killer-Zellen und ein Rückgang der IgE-kompetenten T-Gedächtnis-Zellen. Daneben sind weitere Vorgänge bedeutsam [57–62] (s. Tab. 2). Vermutlich erklärt erst das Zusammenwirken verschiedener biochemischer und immunologischer Veränderungen das komplexe Phänomen der durch die Hyposensibilisierung erzeugten Immuntoleranz.

Indikationen

Wesentlich für den Erfolg einer Hyposensibilisierung ist eine strenge Indikationsstellung (Tab. 3).

Tabelle 3 Indikation zur Hyposensibilisierung

Nachweis einer IgE-vermittelten Erkrankung
Unmöglichkeit einer Allergenkarenz
Ausprägung des Krankheitsbildes
Alter des Patienten nicht über 50 Jahre

Für folgende typische Erkrankungen kommt eine Hyposensibilisierung in Frage:
- Allergische Konjunktivitis,
- allergische Rhinitis,
- allergisches Asthma bronchiale,
- Insektengiftallergien.

Entscheidend ist die klinische Relevanz einer Sensibilisierung. Die geschilderten

Beschwerden müssen örtlich und zeitlich eindeutig den verantwortlichen Allergenen zuzuordnen sein:
Beispiel 1: Pollensensibilisierung und periodische Beschwerden in einem abgrenzbaren Zeitraum (Pollenflugsaison), die über mindestens zwei Jahre beobachtet wurden.
Beispiel 2: Milbensensibilisierung und vorwiegend nächtliche und morgendliche Beschwerden seit mindestens zwei Jahren in den Schlafräumen, bzw. bei Staubexposition, zunehmend in der kalten Jahreszeit. (Keine Haustierhaltung)!
Sensibilisierungen gegen tierische Allergene oder durch berufsbedingte Allergenexpositionen stellen keine Indikation für eine Hyposensibilisierung dar. Konsequente Allergenkarenz ist das Mittel der Wahl. Nur in Ausnahmefällen bei ausgeprägter Sensibilisierung und sporadischer Exposition erscheint ein Hyposensibilisierungsversuch gerechtfertigt:
Beispiel 3: Lehrer mit Tiersensibilisierung und Beschwerden bereits bei indirekter Exposition im Unterricht durch tierhaltende Schüler.
Bei geringen Beschwerden ist eine symptomatische Therapie der Hyposensibilisierung vorzuziehen. Ausgeprägte saisonale Rhinokonjunktivitis, die länger als vier Wochen anhält, oder zunehmende bronchiale Beteiligung allergischer Ursache sind hinreichende Voraussetzungen für die Immuntherapie.
In der Regel nimmt mit zunehmendem Alter die Bereitschaft zu einer überschießenden Immunantwort und/oder Entwicklung einer Immuntoleranz ab. Die Hyposensibilisierung bei Patienten über 50 Jahren ist daher nur in Ausnahmen gerechtfertigt (Beispiel: Insektengiftallergien).

Kontraindikationen (Tab. 4)

Bei der Mehrzahl der an Asthma erkrankten Patienten liegt ein gemischtförmiges Asthma bronchiale vor. Die allergische Komponente muß jedoch im Vordergrund stehen, damit eine spezifische Hyposensibilisierung Erfolg haben kann. Das zu-

Tabelle 4 Kontraindikationen gegenüber der Hyposensibilisierung

4a: Absolute Kontraindikationen
- Autoimmun- u. konsumierende Erkrankungen
- chron. Erkrankungen innerer Organe mit Beteiligung des Immunsystems (Leber, Niere, Schilddrüse)
- irreversible funkt. pulm. Veränderungen (nicht allergisches Asthma, Emphysem)

4b: Relative Kontraindikationen
- chronische Infekte
- zerebrale Krampfleiden
- Schwangerschaft

sätzliche Auftreten einer allgemeinen bronchialen Überempfindlichkeit bei fortgesetzter Allergenexposition ist bekannt [63–65]. Teilweise kann durch konsequente Allergenkarenz [66, 67] oder erfolgreiche Hyposensibilisierung [68] diese unspezifische Hyperreagibilität deutlich abgebaut werden und nicht mehr nachweisbar sein. Wenn aber die bronchialen Symptome überwiegend in Zusammenhang mit unspezifischen Auslösern angegeben werden oder eruierbar sind (Intrinsic-Asthma), ist eine Hyposensibilisierung kritisch in Frage zu stellen, selbst bei eindeutiger allergischer Ursache in der Vergangenheit.
Während der *Schwangerschaft* sollte nicht mit einer Hyposensibilisierung begonnen werden. Befindet sich die Behandlung in der Steigerungsphase, wird sie bei Eintreten der Schwangerschaft mit der erreichten Dosis im Vierwochen-Rhythmus fortgesetzt und nach Beendigung der Gravidität gesteigert. In der Phase der Dauerbehandlung kann die Immuntherapie bei der Schwangeren mit reduzierter Erhaltungsdosis fortgesetzt werden.

Diagnostische Voraussetzungen

Folgende Allergenquellen werden vorwiegend bei der Hyposensibilisierung berücksichtigt:
1. Blütenpollen
2. Hausstaubmilben
Zum Nachweis der klinischen Aktualität der häufigsten Allergene, die für eine Hyposensibilisierung in Frage kommen, ist eine Übereinstimmung in Anamnese und Diagnostik notwendig (Tab. 5). Unter Berücksichtigung dieser Kriterien ist selbst bei polyvalenten Sensibilisierungen eine Beschränkung auf das Spektrum der relevanten Allergene für die Hyposensibilisierung erforderlich, um einen Erfolg zu ermöglichen.

Tabelle 5 Notwendige Diagnostik vor der Hyposensibilisierung

Übereinstimmung der diagnostischen Parameter ist Voraussetzung zur Durchführung						
	Mittelblüher	Frühblüher		Spätblüher		
	Gräser	Hasel Erle Birke	Buche	Beifuß Wegerich Gänsefuß	Pilzsporen	Milbe
Anamnese	+	+	+	+	++	++
Hauttest	+	+	+	+	++	++
diff. Hauttest		+	+	+	++	++
Provokation (nasal/konjunktival)			+	+	+−	+−
RAST (spez. IgE)					++	++
bronch. Provokation					+	+

Extraktzusammensetzung und Auswahl

Es sollten maximal vier verschiedene Allergene in einem Extrakt kombiniert werden. Ihr Anteil darf 20% nicht unterschreiten, andernfalls gefährdet der Verdünnungseffekt den Hyposensibilisierungserfolg. Saisonale Pollenallergene werden gemäß ihrer Blütezeit im Allergenextrakt miteinander kombiniert.
Beispiel 1: Frühblüherhyposensibilisierung
Hasel 20%, Erle 20%, Birke 60%
Beispiel 2: Mittel- und Spätblüherhyposensibilisierung
Gräser 70%, eventuell ein Wildkraut 30%
Bei reiner Birken- und Graspollenallergie ist eine Kombination dieser beiden Allergene trotz unterschiedlicher Pollenflugzeiten in einem Extrakt möglich.
Beispiel 3: Früh- und Mittelblüherhyposensibilisierung
Birke 40%, Gräser 60%
Perenniale Allergene werden im Allergenextrakt nicht mit saisonalen kombiniert. Ist neben einer Immuntherapie mit saisonalen Allergenen eine Milbenhyposensibilisierung angezeigt, sollte dies mit einem getrennten Extrakt durchgeführt werden. Die fachlichen Voraussetzungen zur Verordnung einer spezifischen Immuntherapie sind in Tabelle 6 zusammengefaßt.

Tabelle 6 Fachliche Voraussetzungen zur Verordnung einer Hyposensibilisierung

1. Verständnis der immunologischen Grundlagen der Hyposensibilisierung
2. Erfahrung in der Diagnostik von Typ-I-Allergien
3. Kenntnis der unterschiedlichen Extraktformen und ihrer Standardisierung
4. Erfahrung in der richtigen Auswahl der Allergene

Präparate zur Hyposensibilisierung

Die Auswahl des geeigneten Allergenextraktes wird insbesondere in der Bundesrepublik durch die Vielzahl der konkurrierenden Hersteller und das vielfältige Produktangebot nicht gerade erleichtert. Zweckmäßig in der täglichen Praxis ist die Beschränkung auf wenige Extrakte für Diagnostik und Therapie (Tab. 7). Wäßrige Extrakte spielen kaum noch eine Rolle in der heutigen Hyposensibilisierungspraxis (Ausnahmen: Bienen- und Wespengiftallergie). Durch ihre größere Sicherheit eignen sich Semidepotextrakte wesentlich besser zur ambulanten Immuntherapie. In der Regel erfolgt nach Extraktion der Allergene mit Pyridin oder Salzlösungen die Adsorption an Aluminiumhydroxid [69], L-Tyrosin [70] oder andere Substanzen, um die Depotwirkung zu erzielen. Die verzögerte Verteilung des subcutanen Depots ermöglicht größere Injektionsabstände und eine bessere Verträglichkeit. Be-

Tabelle 7 Allergenextrakte zur Hyposensibilisierung (Mai 1987)

Hersteller	wäßrige Extrakte	Semi-Depot Extrakte	Modifizierte Allergene
Allergopharma	Novo-Helisen	Novo-Helisen-Depot	Heligoid[1]
ALK-Scherax	ALK-wäßrig N ALK-wäßrig SQ	ALK-Depot N ALK-Depot SQ Pharmalgen	–
a. m. b. maser	Diepset	Diepdepot	–
Basotherm	Pangramin BU Pangramin	Depot Pangramin BU Pangramin Depot	–
Bencard	SDL	ADL, Tyrivac	TA[2]
Tropon-Dome-Hollister-Stier	WL	DS Allpyral Alpare	Conjuvac[3]
HAL	Allerset	Depot-HAL	Purethal[2]

Modifikation: [1] Formaldehyd, [2] Glutaraldehyd, [3] Alginat

mühungen, die Immunogenität eines Allergenextraktes bei gleichzeitig verringerter Allergenität zu steigern, führten zur Entwicklung der Allergoide. Durch schonende Modifizierung mit verschiedenen Substanzen wurde versucht, die Allergene zu maskieren.

- Formaldehyd (Heligoid) [71, 72]
- Glutaraldehyd (TA-Bencard) [42, 70, 73]
- Natrium-Alginat (Conjuvac) [74]
- Polyäthylenglycol (PEG) [75]

Obwohl für die Allergoide kontrollierte Studien vorgelegt wurden, die eine bessere klinische Wirksamkeit bei gleichen oder geringeren Begleitreaktionen bescheinigen, haben sich die Hoffnungen auf eindeutig geringere Nebenwirkungsraten bisher nicht erfüllt [76].

Extraktqualität

Heute müssen hohe Anforderungen insbesondere in Bezug auf die Standardisierung der Allergenextrakte gestellt werden (Tab. 8). Die Extrakte werden durch Verfahren wie Dialyse oder Diafiltration von Verunreinigungen mit niedermolekularen Substanzen befreit, ihre Stabilität und Sterilität ist gewährleistet, nur die Standardisierung stellt nach wie vor ein großes Problem dar. Um eine gleichbleibende Wirksamkeit zu erzielen, wurden biologische Einheiten eingeführt. Diese beziehen sich auf die Reaktionsstärke bei definierten Allergikerkollektiven oder

Tabelle 8 Kriterien für die Qualität von Allergenextrakten

- Reinheitsgrad
- Stabilität
- Sterilität
- Konstanz der biologischen Gesamtaktivität
- Vollständige u. konstante Allergenzusammensetzung durch qualitative u. quantitative Charakterisierung

auf histaminäquivalente Quaddelbildung (HEP = Histaminäquivalent im Pricktest). Daneben treten immunchemische Methoden (RAST-Inhibition, isoelektrische Fokussierung, CIE = gekreuzte Immunelektrophorese [77], CRIE = gekreuzte Radioimmunelektrophorese), die die Konstanz der Allergenzusammensetzung gewährleisten. Leider können nur wenige Hersteller bisher garantieren, daß der Gehalt an sogenannten Major-, Intermediär- und Minor-Allergenen von Charge zu Charge konstant bleibt. Eine wichtige Hilfe werden in Zukunft sogenannte internationale Referenzextrakte sein [78], die mit Unterstützung der WHO entwickelt werden und den Herstellern von Allergenextrakten als Kontrolle ihrer Produkte dienen können.

Durchführung der spezifischen Immuntherapie

Die spezifische Hyposensibilisierung ist eine ärztliche Aufgabe. Das hohe Maß an Verantwortung bei ihrer Durchführung läßt ein Delegieren an medizinisches Assistenzpersonal nicht zu (Tab. 9). Eine Zwischenanamnese vor jeder Injektion gibt

Tabelle 9 Voraussetzung zur Durchführung

1. Kenntnisse über Wirkung und Begleitreaktionen und deren Therapie
2. Kenntnisse über notwendige Abweichungen von schematisierten Dosisanleitungen
3. Notfallapotheke (Möglichkeit der Reanimation)

Auskunft über die allgemeine körperliche Verfassung des Patienten und die Verträglichkeit der letzten Injektion. Bei akuten Infekten sollte die Injektion verschoben werden. Vor und nach Impfungen ist ein Sicherheitsabstand von 10 Tagen einzuhalten. Die exakte Dosierung der Injektionsmenge wird durch Tuberkulinspritzen mit Feingraduierung ermöglicht. Die Hinweise der Hersteller zur Behandlung ihrer Extrakte (kühle Lagerung und gegebenenfalls Schütteln vor dem Aufziehen) sind unbedingt zu beachten. Die streng subcutane Injektion hat an der Streckseite des Oberarms ungefähr 10 cm oberhalb des Ellenbogens zu erfolgen. Vor und während der Injektion soll zum Ausschluß einer intravasalen Injektion mehrfach aspiriert werden. Bei Aspiration von Blut ist die Unterbrechung der Injektion mit nachfolgender Beobachtung des Patienten notwendig. Die Verträglichkeit der letzten Injektion und Angaben der aktuellen Injektion wie Datum, Injektionsmenge, Allergenstärke (1–4), Injektionsort (re/li) werde dokumentiert. Bewährt hat sich ein ausschließlich dafür vorgesehenes in die Karteikarte des Patienten geheftetes Einlegeblatt. Nach jeder Injektion muß der Patient eine halbe Stunde in Beobachtung bleiben. Er sollte zwei Stunden lang keinen Sport treiben, kein heißes Bad nehmen und nicht in die Sauna gehen. Übermäßige körperliche Belastungen sind 24 Stunden lang zu vermeiden.

In der Hyposensibilisierungstherapie werden zwei verschiedene Behandlungsprinzipien angewandt. Die präsaisonale Behandlungsform ist nur bei Pollenallergien geeignet. Vor der Blütezeit (3–4 Monate) wird nach einer kurzen Steigerungsphase die Erhaltungsdosis 3- bis 6-mal im Abstand von 2 Wochen appliziert. Um einen längerfristigen Schutz zu gewährleisten, wird die Behandlung mehrfach wiederholt.

Bei ausgeprägten saisonalen bzw. ganzjährigen Beschwerden (Pollen, Hausstaubmilbe) ist eine perenniale Hyposensibilisierung über den Zeitraum von drei Jahren erfolgversprechender. Sie gliedert sich in zwei Phasen, 1. Steigerungsphase und 2. Dauerbehandlung.

In der Steigerungsphase wird ungefähr 3 bis 5 Monate lang die applizierte Allergendosis um maximal 100% im Abstand von 1 bis 2 Wochen erhöht (das gleiche gilt für die Steigerung einer reduzierten Dosis). Nach Erreichen der empfohlenen bzw. individuell verträglichen Höchstdosis (= Erhaltungsdosis) beginnt die Dauerbehandlung: Regelmäßige Injektionen der Höchstdosis im Abstand von 4 bis 6 Wochen über den Zeitraum von drei Jahren. Zur Therapie saisonaler Allergien sollte diese Behandlung mindestens vier Monate vor dem Einsetzen der Symptome beginnen. Während der Beschwerdezeit wird die Injektionsmenge auf ein Viertel der zuletzt erreichten Dosis reduziert. Nach längerem Injektionsintervall (>6 Wochen) und bei Beginn einer neuen Charge sollte auf die Hälfte der zuletzt gegebenen Dosis reduziert werden. Begleitreaktionen durch Unterschiede in Gesamtaktivität und Allergenzusammensetzung der alten bzw. neuen Charge lassen sich auf diese Art und Weise vermeiden. Spätestens nach zweijähriger Behandlungsdauer ist mit einem deutlichen Rückgang der Beschwerden und reduziertem Medikamentenverbrauch zu rechnen. Eine kontinuierliche Behandlung mit regelmäßiger Applikation der Allergenhöchstdosis über einen Zeitraum von drei Jahren bei gutem Erfolg rechtfertigt den Abschluß der Behandlung [79]. In der Regel hält die Besserung der Beschwerden in den folgenden Jahren an. Kommt es dennoch zu massiven Symptomen, ist bei nachgewiesener klinischer Aktualität der verdächtigen Allergene eine erneute Hyposensibilisierung kritisch zu erwägen. Eine Übersicht über das Vorgehen bei der Hyposensibilisierungstherapie findet sich in Tabelle 10.

Tabelle 10 Durchführung der spezifischen Hyposensibilisierung

Zwischenanamnese
- vor jeder Injektion
- Verträglichkeit der letzten Injektion
- Infekt
- Impfung

Injektion
- Ampulle schütteln
- Spritzen mit Feingraduierung (Tuberkulin)
- streng subcutan
- 10 cm oberhalb des Ellenbogens
- vor und während der Injektion aspirieren

Dokumentation
- Verträglichkeit der letzten Injektion
- Datum
- Injektionsmenge
- Allergenstärke (1–4)
- Injektionsort (re/li)

Steigerungsphase
- Injektionsabstand 1–2 Wo. (Semi-Depot)
- Dosissteigerung max. 100%
- Dosiswiederholung bzw. Reduktion bei Begleitreaktionen
- Steigerung bis zur empfohlenen oder individuell verträglichen Höchstdosis

Dauerbehandlung
- Höchstdosis im Intervall von 4–6 Wo. insges. 3 Jahre

Dosisreduktion
- Injektionsintervall > 6 Wo.
- während d. Pollenflugsaison auf ¼ d. letzten Dosis
- bei Beginn einer neuen Charge auf ½ d. letzten Dosis

Patientenhinweise
- 30 Min. Beobachtungszeit
- 2 Std. kein Sport, heißes Bad, Sauna o. ä.
- 24 Std. keine starke körperl. Belastung
- Extrakt kühl lagern (4°–8 °C)

Beachte
- keine Injektion bei akuten Infekten
- keine Injektion 10 Tg. vor u. nach Impfungen
- Injektion nur durch den Arzt

Begleitreaktionen

Harmlose Lokalreaktionen (Juckreiz und Schwellungen 0–5 cm über zwei Tage, vgl. Tab. 11) treten bei fast jedem Patienten im Verlauf einer Hyposensibilisierung auf [80]. Nach Schwellungen mit deutlich größerem Durchmesser sollte die Dosis

Tabelle 11 Unerwünschte Begleitreaktionen

Lokalreaktionen	
	– Schwellung Ø > 5 cm
	– Rötung Ø > 10 cm
	– Juckreiz
	– Granulombildung
Systemische Reaktionen	
leicht:	– Müdigkeit
	– Schwindel
	– Kopfschmerzen
	– Übelkeit
	– nasale u. konj. Beschwerden
	– universeller Juckreiz
stark:	– intestinale Symptome
	– generalisierte Urtikaria
	– angioneurotisches Ödem
	– Bronchospasmus
	– anaphylaktischer Schock

wiederholt, bzw. auf zwei Injektionsstellen (rechter und linker Arm) verteilt werden. Granulome (0 bis maximal 5 mm) in der Subcutis unter der Einstichstelle bilden sich in der Regel nach 4–8 Wochen zurück [81, 82]. Neben unspezifischen Symptomen wie Müdigkeit, Schwindel, Kopfschmerzen und Übelkeit treten systemische Begleitreaktionen (Tab. 11), die zur Dosisreduktion Anlaß geben, wesentlich seltener auf [81, 83, 84]. Patienten mit Asthma bronchiale und starker Milbensensibilisierung neigen offensichtlich häufiger zu systemischen Reaktionen. Sogenannte Doppelinjektionen mit zwei unterschiedlichen Hyposensibilisierungsextrakten (Frühblüher und Mittelblüher) stellen kein erhöhtes Risiko für Begleiterscheinungen dar. Die gefährlichen Reaktionen (Schockfragmente und anaphylaktischer Schock) ereignen sich sehr schnell nach der Allergenapplikation. Die Beobachtung für eine halbe Stunde nach der Injektion ist daher unverzichtbar, um unverzügliches Handeln zu ermöglichen [80]. Voraussetzung ist eine Notfallapotheke und geschultes Personal [85], denn je rascher wirksame Gegenmaßnahmen getroffen werden, um so schneller können systemische Reaktionen beherrscht werden [81, 86].

Durch die wiederkehrenden, meist durch vermeidbare technische Fehler bei der Durchführung verursachten Begleitreaktionen sah sich die englische Gesundheitsbehörde gezwungen, die Durchführungserlaubnis zur spezifischen Hyposensibilisierung auf wenige spezialisierte Zentren zu beschränken. Es wäre wünschenswert, wenn durch sachgemäße und verantwortungsvolle Durchführung der Immuntherapie ähnliche Entwicklungen in der Bundesrepublik vermieden werden, damit auch in Zukunft die spezifische Hyposensibilisierung erfolgreich zum Wohle des Patienten eingesetzt werden kann.

Literatur

[1] Taylor, G., P. R. Shivalkar: Local nasal desensitization in allergic rhinitis. Clin. Allergy. **2** (1972) 125.
[2] Cook, N.: Pre-seasonal local nasal desensitization in hay fever. J. Laryngol. Otol. **88** (1974) 1169.
[3] Metha, S. B., J. Morrison-Smith: Nasal hyposensitization in hay fever. Clin. Allergy. **5** (1977) 279.
[4] Deushl, H., S. G. Johansson: Hyposensitization of patients with allergic rhinits by intranasal administration of chemically modified grass pollen allergens. Acta Allerg. **32** (1977) 248.
[5] Crifo, S., F. Filiaci, A. Pelosio et al.: Risposta secretoria e sierica dopo vaccinazinone antiinfluenzale per via nasale con virus vivo attennato A/Victoria/3/75. Boll. Soc. Ital. Biol. Sper. **54** (1978) 1021–6.
[6] Crifo, S., E. De Seta, N. Lucarelli et al.: Specific local immunotherapy in nasal allergy. Allerg. Immunol. **7** (1980) 1.
[7] Di Filippo, S., N. Lucarelli, C. M. A. Mancini et al.: La desensibilizzazione locale della rinite allergica vantaggi e limiti. Med. Moderna **6** (1982) 313.
[8] Filiaci, F.: A comperative study of subcutaneos and local administration of specific immunotherapy in allergic rhinopathics. Rhinology. **1** [Suppl.] (1981) 219–25.
[9] Welsh, P. W., E. M. Zimmermann, J. W. Yunginger et al.: Preseasonal nasal immunotherapy with nebulized short ragweed extract. J. Allergy. Clin. Immunol. **67** (1981) 237.
[10] Filiaci, F., S. Di Filippi, N. Lucarelli et al.: Specific local immunotherapy in the treatment of hay fever. Rhinology. **22** (1984) 261–268.
[11] Welsh, P. W., J. H. Butterfield, J. W. Yuninger et al.: Allergen-controlled study of intranasal immunotherapy for ragweed hay fever. J. Allergy. Clin. Immunol. **71** (1983) 454.
[12] Georgitis, J. W., J. A. Nickelsen, J. I. Wypych: Local nasal immunotherapy: Efficacy of lowdose aqueous ragweed extract. J. Allergey. Clin. Immunol. **75** (1985) 496–500.
[13] Nickelsen, J. A., S. Goldstein, U. Mueller et al.: Local intranasal immunotherapy for ragweed allergic rhinitis. J. Allergy. Clin. Immunol. 568 (1981) 33.
[14] Nickelsen, J. A., J. W. Georgitis, U. R. Mueller et al.: Local nasal immunotherapy for ragweed-allergic rhinitis. III. A second year of treatment. Clin. allergy. **13** (1983) 509.
[15] Nickelsen, J. A., S. Goldstein, U. Mueller et al.: Local intranasal immunotherapy for ragweed allergic rhinitis: II. Immunologic response. J. Allergy. Clin. Immunol. **68** (1981) 41.
[16] Nickelsen, J. A., J. W. Georgitis, J. L. Wypych et al.: Local nasal immunotherapy (LNIT) for allergic rhinitis with polymerized reagweed extract. J. Allergy. Clin. Immunol. **71** [suppl.] (1983) 118.
[17] Georgitis, J. W., J. A. Nickelsen, J. I. Wypych et al.: Local intranasal immunotherapy with high-dose polymerized ragweed extract. Int. Archs. Allergy. Appl. Immun. **81** (1986) 170–173.
[18] Herxheimer, H.: Bronchial hypersensitization and hyposensitization in man. Int. Arc. Allergy. Appl. Immun. **20** (1951) 40.
[19] Melillo, G., G. Cocco, G. D'Amato: Local hyposensitization by inhalation in allergic asthma. Respiratory Allergy. Masson Italia Editori, Milano 1980.
[20] Swineford, O. jr., J. W. Cumbia, K. W. Berger et al.: Treatment of pollen hay fever and asthma with aerosols of pollen extract. J. Allergy. **26** (1955) 305.

[21] Fillip, G.: Allergologie (2 Bde.). Werk-Verlag, München 1980.
[22] Wortmann, F.: Zur oralen Desensibilisierung von Inhalationsallergien bei Kindern. Monatsschr. Kinderheilk. **124** (1976) 218.
[23] Wahn, U., W. Rebien: Ergebnisse der oralen Hyposensibilisierung bei kindlichen Pollenallergikern. Pädiat. Prax. **21** (1979) 455.
[24] Urbanek, R., R. Gehl: Wirksamkeit oraler Hyposensibilisierung bei Hausstaubmilben-Allergie. Monatsschr. Kinderheilk. **130** (1982) 150–162.
[25] Wortmann, F.: Orale Desensibilisierung. Allergologie **2** (1979) 243–248.
[26] Jorde, W.: Probleme der oralen Hyposensibilisierung. Therapiewoche **29** (1979) 3680–3689.
[27] Rebien, W., Wahn, U., Puttonen, E. et al.: Vergleichende Studien zur immunologischen und klinischen Wirkung der oralen und subcutanen Hyposensibilisierung. Allergologie. **3** (1980) 101–106.
[28] Ruppert, V.: Therapie des Bronchialasthmas, Hyposensibilisierung. In: V. Ruppert (Hrsg.): Asthmafibel, 3. Auflage. Schwarzeck Verlag GmbH, Ottobrunn. 1985.
[29] Morrow, H., R. P. Darnell, F. Shakib et al.: Treatment of seasonal pollinosis with sublingual grass pollen extract. Allergologia e Immunologia Clinica. Abstract No 170 (unveröffentlicht). Annual meeting of the European Academy of Allergology and Clinical immunology, Mallorca 1987.
[30] Noon, L.: Prophylactic inoculation against hay fever. Lancet **I** (1911) 1572.
[31] Freeman, J.: Further observations in the treatment of hay fever by hypodermic inoculations of pollen vaccine. Lancett **II** (1911) 814.
[32] Aas, K.: Hyposensitization in house dust allergy asthma. A double blind controlled study with evaluation on the effect on bronchial sensitivity to house dust. Acta Pediat. Scand. **60** (1971) 264.
[33] Debelic, M.: Behandlungserfolge mit Halb-Depot-Extrakten – eine Übersicht. Atemwegs- und Lungenkrankheiten **4** (1978) 31.
[34] Johnstone, D. E.: Study of the role of antigen dose in the treatment of pollinosis and pollen asthma. Am. J. Dis. Child. **94** (1975) 1.
[35] Kersten, W., J. Kasperski, G. Worth: Spezifische Hyposensibilisierung bei allergischen Erkrankungen. Dtsch. Med. Wochenschr. **102** (1977) 1877.
[36] Mc Allen, M. K.: Hyposensitization in grass pollen hay fever. A double blind trial of alum-precipitated pollenextract and depot emulsion pollenextract compared with placebo injections. Acta. Allerg. (Kbh.) **24** (1969) 421.
[37] Norman, P. S., D. L. Winkenwerder, L. M. Lichtenstein: Trials of alum-precipitated pollen extracts in the treatment of hay fever. J. Allergy. Clin. Allergy. **50** (1972) 31.
[38] Taylor, B., S. Saunders, A. Norman: A double blind controlled trial of house dust mite fortified house dust vaccine in childhood asthma. Clin. Allergy. **4** (1974) 35.
[39] Taylor, W., J. Ohman, F. Lowell: Immunotherapy in catinduced asthma. Double-blind trial with evaluation of the bronchial response to cat allergen and histamine. J. Allergy. Clin. Immunol. **61** (1978) 238.
[40] Warner, J. O., J. F. Price, J. F. Soothill et al.: Controlled trial of hyposensitization to Dermatophagoides pteronyssimus in children with asthma. Lancet. **II** (1978) 912.
[41] Werner, M., W. Gronemeyer, E. Fuchs: Ergebnisse der spezifischen Desensibilisierung mit wäßrigen Allergenextrakten. Dtsch. med. Wochenschr. **95** (1970) 877.
[42] Norman, P. S.: An overview of immunotherapy. J. Allergy. Clin. Immunol. **65** (1980) 87.
[43] Rudolph, R., G. Kunkel, R. D. Staud et al.: Semidepot hyposensitization in severe hay-fever: its clinical effectiveness and the therapeutic problems. Allergol. Immunopathol. **6** (1978) 133.

[44] Urbanek, R., D. Karitzky, J. Forster: Die Hyposensibilisierungsbehandlung mit reinem Bienengift. Dtsch. med. Wochenschr. **103** (1978) 1656.

[45] Hunt, K. J., M. D. Valentine, A. K. Sobotka et al.: A controlled trial of immunotherapy in insect hypersensitivity. New. Engl. J. Med. **299** (1978) 157.

[46] Glowania, H. J., K. H. Schulz: Zur Hyposensibilisierungsbehandlung mit Bienen- und Wespengift. Allergologie **4** (1981) 60.

[47] Müller, U., U. Thurmheer, E. R. Stoller: Neue Gesichtspunkte bei der Diagnose und Behandlung allergischer Allgemeinreaktionen nach Insektenstichen. Schweiz. Med. Wochenschr. **111** (1981) 106.

[48] Ring, J.: Bienen- und Wespengiftallergie in Angewandte Allergologie. MMW Medizin Verlag, München 1983.

[49] Mosbeck, H., H. J. Malling, I. Bierring et al.: Immunotherapy with yellow Jacket Venom. Allergy. **41** (1986) 95103.

[50] Lichtenstein, L. M. et al.: The immunological basis for the efficacy of immunotherapy. In: J. W. Kerr, M. A. Ganderton (Eds.): Proceedings of XI. ICACI, 285. Maximilian Press, London 1982.

[51] Devey, M. E., D. V. Wilson, A. W. Wheeler: The IgG subclasses of antibodies to grass pollen allergens produced in hay fever patients during hyposensitization. Clin. Allergy. **6** (1976) 227–236.

[52) Giessen, M., W. L. van der Homan, G. van Kernbeek et al.: Subclass typing of IgG antibodies formed by grass pollen-allergic patients during immunotherapy. Int. Archs. Allergy. Appl. Immun. **50** (1976) 625–640.

[53) Nakagawa, T., T. Takaishi, Y. Sakamento: IgG4 antibodies in patients with house-dust-mite-sensitive bronchial asthma relationship with antigen-specific immunotherapy. Int. Archs. Allergy. Appl. Immun. **71** (1983) 122–125.

[54] Ortolani, C., E. Pastorello, R. B. Moss et al.: Grass pollen immunotherapy, a single-year double-blind, placebo-controlled study in patients with grass pollen-induced asthma and rhinitis. J. Allergy. Clin. Immunol. **73** (1984) 283–290.

[55] Perelmutterl, L.: IgE regulation during immunotherapy of allergic diseases. Annals. of Allergy. **57** (1986) 78–84.

[56] G. Freier, Finelt: Regulation der Immunantwort bei gastrointestinalen und anderen Allergien. In: U. Wahn (Hrsg.): Akt. Probl. d. päd. Allergologie. G. Fischer Verlag, 1983.

[57] De Week, A.: Neuere klinische und experimentelle Modelle der Desensibilisierung. Allergie- und Immunitätsforschung III, 197–201. Schattauer Verlag, Stuttgart 1970.

[58] Filipp, G., G. Lehmann, W. D. Hartung et al.: Klinisch-experimentelle Studie zum Wirkungsmechanismus der spezifischen Desensibilisierung. Allergologie **3** (1980) 138–145.

[59] Geha, R. S.: Presence of circulating anti-idiotypic bearing cells following booster immunization with tetanus toxoid (TT) and inhibition of anti TT antibody synthesis by auto anti-idiotypic antibody. J. Immunol. **130** (1983) 1634.

[60] Ado, A. D., A. Polner: Antibodies against immune complexes of pollen allergens. Ann. Allergy. **26** (1968) 395–401.

[61] Wortman, F.: Neuere Ergebnisse über zelluläre und humorale Veränderungen bei der allerg. Sensibilisierung und spezif. Desensibilisierung. Allergie. Immunologie. **22** (1976) 25–42.

[62] Rocklin, R. E., Sheffer, A. L., Greineder, D. K. et al.: Generation of antigen-specific suppressor cells during allergy desensitization. N. Engl. J. Med. **302** (1980) 1213.

[63] Boulet, L. P., A. Cartier, N. C. Thomson: Asthma and increases in non allergic bronchial responsiveness from seasonal pollen exposure. J. Allergy Clin. Immunol. **71** (1983) 399.

[64] Halonen, M., I. C. Lohman, M. Kaliner: Autonomic alterations in IgE producing rabbits. Fed. Proc. **42** (1983) 1343.
[65] Lam, S., R. Wang, M. Yeung: Non specific bronchial reactivity in bronchial asthma. J. Allergy Clin. Immunol. **63** (1979) 28.
[66] Murray, A. B., A. C. Ferguson: Dust free bedrooms in the treatment of asthmatic children with house dust and house dust mite allergy – a controlled trial. Pediatr **71** (1983) 418.
[67] Platts-Mills, T. A. E., E. B. Michel, P. Nock et al.: Reduction of bronchial hypersensitivity during prolonged allergen avoidance. Lancet **II** (1982) 675.
[68] Lichtenstein, L. M., M. D. Valentine, P. S. Norman: A re-evaluation of immunotherapy for asthma. Am. Rev. Respir. Dis. **129** (1984) 657.
[69] Fuchs, A. M., M. B. Strauss: The clinical evaluation and preparation and standardization of a new water-insoluble whole ragweed pollen complex. J. Allergy. **30** (1959) 66.
[70] Overell, B. G.: L-Thyrosin-gebundene Allergoide. Therapiew. **27** (1977) 4325.
[71] Baumgarten, C., G. Kunkel, R. Rudolph: Graspollen allergoid. A 4-year-follow-up-study. Respir. **46** (1984) 97.
[72] Marsh, D. G., L. M. Lichtenstein, D. H. Campbell: Studies on allergoids prepared from naturally occuring allergens. Immunology. **18** (1970) 705.
[73] Johannsson, S. G. O., A. C. M. L. Miller, B. G. Overell et al.: Graspollen-Tyrosin adsorbate. Clin. Allergy. **4** (1974) 57.
[74] Horak, F., S. Jäger: Welchen Fortschritt bringen modern konzipierte Allergenlösungen? Ergebnisse einer zweijährigen Multicenterstudie mit Conjuvac. Allergologie **5** (1982) 290.
[75] Dreborg, S.: mPEG-modified allergen preparations. Allergologie. **8** (1985) 300.
[76] Mosbeck, H., Weeke, B.: Does immunotherapy have a role in the treatment of asthma. Clinical. Allergy. **16** (1986) 10–16.
[77] Löwenstein, H.: Quantitative immunoelectrophoretic methods as a tool for the analysis and isolation of allergens. Progr. Allergy Vol. 25, pp. 1–62. Karger, Basel 1978.
[78] Ford, A., V. Seagrott, T. A. E. Platts-Mills et al.: A collaborative study on the first international standard of Dermatophagoides pteronyssimus (house dust mite) extract. J. Allergy. Clin. Immunol. **75** (1985) 676–685.
[79] Fadal, R. G.: Immunotherapy failure. Otalaryngologic clinics of North America **18** (1985) 805.
[80] Nelson, B. L., L. A. Dypont, M. J. Reid: Prospectiv survey of local and systemic reactions to immunotherapy with pollen extracts. Annals. Allergy. **56** (1986) 331.
[81] Baumgarten, C.: Häufigste Nebenwirkungen bei der spezifischen Hyposensibilisierung. Allergologie. **1** (1978) 223.
[82] Baumgarten, C., G. Kunkel, R. Rudolph: Histopathological examinations of local granulomas during specific hyposensitization. Allergol. Immunopathol. **VI** (1978) 25.
[83] Verrloet, D., E. Khairallah, A. Anaud: A prospective national study of the safety of immunotherapy. Clin. Allergy. **10** (1980) 59–64.
[84] Frankland, A. W.: Anaphylactic reaction to desensitization. Br. Med. J. **281** (1980) 59–64.
[85] Anderson, J. A. et al.: Position statement: Personnel and equipment to treat systemic reactions caused by immunotherapy with allergenic extracts. J. All. Clin. Immunol. **77** (1986) 271.
[86] Perkin, R. M., N. G. Anas: Mechanisms and management of anaphylactic shock not responding to traditional therapy. Ann. Allergy. **54** (1985) 202–208.

Antiallergika und Antihistaminika

K. Lanser

Einführung

Es erscheint bei oberflächlicher Betrachtung sinnfällig zu sein, unter begriffsinhaltlicher Sicht die Antihistaminika unter die Antiallergika zu subsumieren. Dieses geht von der Vorstellung aus, daß der antihistaminerge Effekt einer Substanz nur ein Teilfaktor in der Behandlung eines allergischen Mechanismus im Hinblick auf das pathogenetische Geschehen ausmacht. Die systemische und lokale Histaminwirkung im allergischen Geschehen ist jedoch jeweils different zu betrachten und noch keineswegs in ihrer klinischen Bedeutung hinreichend bekannt und beschrieben. Die Allergie ist gegenwärtig im wahrsten Sinne des Wortes noch als multifaktorielles Geschehen aufzufassen und kann jeweils im Einzelfall durch die unterschiedlichste Beeinflussung verschiedenster körpereigener Mechanismen ihren Ausdruck finden.
Die experimentellen, physiologischen und biochemischen Studien der letzten Jahre haben gezeigt, daß sowohl die Rezeptoren des adrenergen und parasympathischen Nervensystems als auch Immunphänomene und Mediatoren in unterschiedlichster Quantität und Qualität bei den einzelnen Organstrukturen involviert sein können. Somit wird es auch verständlich, daß Therapeutika, die im eigentlichen Sinne nicht den Antiallergika zugeordnet werden, dennoch antiallergische Potenzen aufweisen. So ist es für eine Reihe von Beta-Sympathikomimetika und dem Ipratropiumbromid bekannt. Zum andern folgerten Kusenbach und Reinhardt aus ihren Untersuchungen, daß der Prototyp des Antiallergikums, das Dinatrium cromoglycicum, ebenso wie das Kortison einer beta-adrenergen Rezeptor-„down-Regulation" entgegenwirkt [11].

Antiallergika

Zu den antiallergischen Substanzen werden heute im wesentlichen neben dem Kortison das Dinatrium cromoglycicum (DNCG) und das Ketotifen (Zatiden) gerechnet. Für beide Therapeutika wird eine Mastzell-Stabilisation angenommen. Diese Stabilisierung der Mastzellmembran kann möglicherweise auf eine Phosphorylierung eines 78 000 Dalton Proteins zurückgeführt werden, wodurch die Ausschüttung von Mediatoren aus der Mastzelle limitiert wird [19]. Diese Vorstel-

Pneumologisches Kolloquium 4

lung wird durch die Untersuchungen von Craps [6] und McDonald [13] gestützt. Im Gegensatz hierzu hat die Arbeitsgruppe um Foreman die Ansicht vertreten, daß DNCG die durch IgE eröffneten Kalziumkanäle, die durch Schwermetallionen verschließbar sind, beeinflußt [9, 10]. Dinatrium cromoglycicum besitzt keine direkt antagonistischen Eigenschaften gegenüber Histamin, Serotonin, Acetylcholin, Bradychinin und Arachidonsäure-Metaboliten.

Auch nicht allergische Reaktionen, z. B. am Bronchialsystem unterliegen einer therapeutischen Beeinflussung durch Dinatrium cromoglycicum. Eine durch Propanolol hervorgerufene Bronchokonstriktion kann durch DNCG vermindert bzw. unterdrückt werden, und das Anstrengungsasthma läßt sich günstig therapieren. Über eine protektive Wirkung von Dinatrium cromoglycicum gegenüber SO_2-Inhalationen, Toluol-Di-Isocyanat und bei Patienten mit Acetylsalicylsäure-Intoleranz wurde berichtet. Faßt man die Fülle der bisher vorliegenden Informationen aus klinischen Akut- und Langzeitstudien bei allergischen Erkrankungen zusammen, so gewinnt man den Eindruck, daß die Wirksamkeit bei allergischer Conjunctivitis und Rhinitis hinsichtlich der protektiven Wirkung als „gut und praktikabel" einzuschätzen ist. Bezüglich der klinischen Wirksamkeit von DNCG beim Asthma bronchiale ist das Urteil allenfalls als „befriedigend" herauszustellen. Die Bewertung der einzelnen Studienleiter geht von „sehr gut" bis „enttäuschend". Auch die experimentellen Studien mit dieser Substanz zeigen in ihrer Bewertung die gleiche Spannbreite. Es ist jedoch gemeinhin zu berücksichtigen, daß bei den experimentellen Gesichtspunkten Fragestellungen an die Wirksamkeit des DNCG auf die unterschiedlichsten Pathomechanismen des allergischen Geschehens und bei klinischen Studien das Können und die Erfahrung des jeweiligen Untersuchers und insbesondere seiner Patienten einflossen, wobei das Spektrum vom sogenannten „pulmonalen Laien" bis zum „Berufsasthmatiker" geht. Eine Reihe von angeführten sogenannten Therapieversagern ist sicherlich auf unsachgemäße Handhabung und Unterdosierung der Substanz zurückzuführen.

Es sollte noch einmal betont werden, obwohl es eigentlich durch die vielfältigen Publikationen der letzten Jahre hinreichend bekannt sein müßte, daß es sich bei der Therapie mit DNCG um eine prophylaktische Behandlung handelt. Die Therapie im Akutfall ist wirkungslos. Ebenso wie bei der Hyposensibilisierung sind die Erfolgsaussichten der Behandlung an die Berücksichtigung folgender Leitsätze gebunden:

1. Der therapeutische Erfolg ist um so größer, je jünger ein Patient ist und je weniger pathologisch-morphologische Veränderungen bestehen.
2. Der protektive Effekt ist abhängig von der Quantität des Allergeneinstroms.
3. Die besten Erfolge sind zu erwarten, wenn mit der Behandlung, sei es bei der allergischen Rhinitis und Conjunctivitis oder der bronchialen Hyperreagibilität, rechtzeitig begonnen wird, d. h. zum Beispiel beim Pollenallergiker vor der Blühzeit.
4. Es ist jeweils im Einzelfall, insbesondere bei der Behandlung des allergischen

Asthma bronchiale, die individuelle Toleranz auf eine Dosieraerosol- oder Pulverinhalation einer DNCG-Preparation zu prüfen, dem Patienten die richtige Handhabung des Applikators immer wieder zu erklären und diesen auf die strenge Einhaltung der Dosis-Intervalle hinzuweisen.

Ketotifen

Das Ketotifen ist ein Benzocycloheptatiophen, welches zu 80% im Gastrointestinaltrakt rasch resorbiert und größtenteils metabolisiert im Urin ausgeschieden wird. Es führt zu einer Inhibierung der antigeninduzierten Mediator-Freisetzung aus Granulozyten und Lungenmastzellen und soll eine leukotrien- und histaminantagonistische Wirkung haben. Dieser letzte Punkt ist insoweit bemerkenswert, weil andererseits Ketotifen auch als milder Histamin-Liberator erkannt wurde [12]. Auch dieser Substanz sind aufgrund reichhaltiger Studien alle biochemischen und klinischen Wirkungen wie dem DNCG zugeordnet worden. Es konnte jedoch auch hier nicht eindeutig geklärt werden, in welcher Form Ketotifen Einfluß auf die Irritant-Rezeptoren des Bronchialsystems gewinnt. Das Medikament ist ebenfalls ein Prophylaktikum, kein Akuttherapeutikum, der therapeutische Effekt ist im Einzelfall nicht vorhersehbar und bedarf daher einer individuellen Beobachtungsphase. Häufig klagen die Patienten später darüber, daß sie von der Wirkung des Ketotifens nichts verspürt und daher die Medikation beendet haben. Die Patienten müssen aufgeklärt sein, daß gerade keine Akutwirkung zu verzeichnen ist und daß die Verminderung der Anfallshäufigkeit und Schwere ein Zeichen der therapeutischen Wirksamkeit ist.
Der antihistaminerge Effekt führt dazu, daß der Substanz wegen des zentral-nervösen Einflusses von Histamin eine sedierende Komponente innewohnt. Aus den angloamerikanischen Ländern ist gegenwärtig das strenge Urteil zu hören, daß Ketotifen nur ein besseres Sedativum sei und in der Folge der Behandlung lediglich ein Anstieg des „Baby- und Teenagerspecks“ infolge der gesteigerten Nahrungsaufnahme zu verzeichnen sei. Es muß jedoch unter Interpretation der kontinentalen Studien vielleicht doch konstatiert werden, daß durch das Ketotifen ähnlich befriedigende Langzeiterfolge wie beim DNCG erreicht werden können.

Kortikosteroide

Auch die Kortikosteroide gehören zu den Antiallergika. Bei wesentlich geringerer Nebenwirkungsrate und -quantität der Antiallergika ist es immer wieder ratsam, durch die Verwendung von DNCG und Ketotifen in Kombination mit einer adäquaten bronchodilatatorischen Therapie einen kortikosteroid-einsparenden Effekt zu suchen.

Antihistaminika

Im Gegensatz zu den Antiallergika ist die Bewertung der auf dem Markt befindlichen Antihistaminika unterschiedlichster biochemischer Couleur wesentlich schwieriger. Seit der ersten Synthetisierung des Histamins 1907 durch Windaus und Vogt [19] und der Entdeckung von Ackermann [1] und Dale und Laidlaw [7] 1910, daß Histamin in den Geweben vorhanden ist, vergingen noch die Jahre bis 1937, als Bovet und Staub [3] den ersten Histaminrezeptor-Antagonisten vom Typ des H1-Rezeptorblockers fanden. 1953 wurde dann das Histamin in den Mastzellen von Riley und West [17] entdeckt. 1972 fand Black et al. [2] den ersten H2-Rezeptor-Antagonisten, worauf sich dann die Therapie der H1- und H2-Rezeptoren an Gewebestrukturen begründete. Nach dieser ist zu sagen, daß diejenigen Rezeptoren, die als H1 bezeichnet werden, sich in der Haut und in der glatten Muskulatur befinden und durch die klassischen Antihistaminika blockiert werden. Die H2-Rezeptoren werden kompetitiv durch eine Gruppe von Substanzen inhibiert, die zu den Thiourea-Derivaten gehören.

Die Lunge ist primär ein histaminreiches Organ, und das Bronchialsystem verfügt über H1- und H2-Rezeptoren. Die pulmonalen Effekte des Histamins sind sowohl durch eine direkte als auch durch eine Reflexbronchokonstriktion der großen und kleinen Atemwege gekennzeichnet. Beta-Adrenergika, Atropin und Theophyllin heben die Histaminwirkung am Bronchialsystem auf. Die Histaminliberation aus Mastzellen läßt sich jedoch durch die Antihistaminika nur unvollkommen hemmen. Die antihistaminergen Substanzen haben auch klinisch keine bronchodilatatorische Eigenpotenz. Aus Untersuchungen mit modernen H2-Rezeptorenblokker von Stücker und Sill [18] wissen wir, daß es nach parenteraler Ranitidin-Gabe eine intrabronchiale Histaminprovokation zu einem signifikant verstärkten Anstieg des Atemwegswiderstandes kommt. Gleiches gilt für Cimitidin nicht, denn es ist selbst als Histaminliberator bekannt [12]. Bei Inhalation von Cimitidin jedoch reagiert die Lunge auf Histaminzufuhr wie bei Ranitidin-Zufuhr. Hieraus zogen Stücker und Sill den Schluß, daß die H2-Rezeptoren beim Gesunden keine Rolle an der bronchomotorischen Regulation spielen, jedoch bei Allergikern [12]. Dieses steht im Widerspruch zu den Untersuchungen von Busse und Sasman [5] sowie Eiser et al. [8], die fanden, daß die Histaminrezeptoren bei Gesunden und Asthmatikern weder strukturell noch funktionell unterschiedlich zu sein scheinen.

Wie sind die differierenden und von klinischer Seite aus schlechten bis wirkungslosen Erfolge der Antihistaminika bei der Therapie des Asthma bronchiale zu erklären? Der Histaminspiegel ist normalerweise bei Gesunden <1 ng/ml. Bei Patienten mit Asthma bronchiale nach Allergen-Provokation steigt der Histaminspiegel im Vollblut nicht an, wie Morr [14, 15] und Morr und Koppermann [16] zeigen konnten. Bei Patienten mit chronisch obstruktiver Bronchitis jedoch wird eine signifikant erhöhte Plasma-Histaminkonzentration gefunden, wie die Untersuchungen von Bugalho de Almeida et al. [4] und Zimmermann et al. [20, 21] belegt

haben. Es läßt sich hieraus der Schluß ziehen, daß die Rolle des Histamingehaltes des Blutes bei allergischen Reaktionen als zentraler Mediator zweifelhaft ist.
Wenn auch Katecholamine nicht wesentlich die Plasma-Histaminspiegel erhöhen, so liberiert Histamin selbst Katecholamine aus der Nebenniere, und zwar über einen H1-Rezeptor. Dieser Mechanismus läßt sich medikamentös blockieren. Es ist aber noch nicht entschieden, ob somit durch eine therapeutische Antihistaminika-Gabe nicht ein wesentlicher endogener Gegenregulationsmechanismus außer Kraft gesetzt wird. Damit wäre diese Behandlung sogar als obsolet anzusehen.
Es gibt somit zusammenfassend trotz aller immer wieder in der Literatur auftauchenden Hinweise bisher keinen überzeugenden Aspekt, der eine langfristige Antihistaminika-Therapie beim Asthma bronchiale belegt und somit rechtfertigt.

Literatur

[1] Ackermann, D.: Über den bakteriellen Abbau des Histidins. Hoppe-Seylers Z. Physiol. Chem. **65** (1910) 504.

[2] Black, J. W., W. A. M. Duncan, C. J. Durant et al.: Definition and Antagonism of Histamine and H_2-Receptors. Nature. **236** (1972) 385–390.

[3] Bovet, D., M. A. M. Staub: Action protective des ethers phenoliques au cours de l intoxication histaminique. Soc. Biol. **124** (1937) 547–549.

[4] Bugalho de Almeida, A. A., I. Zimmermann, W. T. Ulmer: Histamingehalt des arteriellen und venösen Vollblutes, Plasmas und der basophilen Granulozyten bei Patienten mit chronisch obstruktiver Bronchitis und gesunden Versuchspersonen. Klin. Wochenschr. **60** (1982) 673.

[5] Busse, W. W., J. Sasman: Decreased H_2 histamine response of granulocytes of asthmatic patients. J. Clin. Invest. **59** (1977) 1080.

[6] Craps, L.: Ketotifen in the oral prophylaxis of bronchial asthma: a review. Pharmacotherapeutica **3** (1981) 18.

[7] Dale, H. H., P. P. Laidlaw: The physiological action of beta-Imidazolylethylamine. J. Physiol. **41** (1910) 318–344.

[8] Eiser, N. M., J. Mills, P. D. Snashall et al.: The role of histamine receptors in asthma. Clin. Science **60** (1981) 363.

[9] Foreman, I. C.: The pharmacological control of immediate hypersensitivity. Ann. Rev. Pharmacol. **21** (1981) 63.

[10] Foreman, I. C., L. G. Garland: Cromoglycate and other antiallergic drugs: a possible mechanism of action. Brit. Med. J. **1** (1976) 820.

[11] Kusenbach, D., D. Reinhardt: Einfluß von Mastzellprotektoren auf die alpha- und beta$_2$-Rezeptoren an Thrombozyten und Lymphozyten. Symposium „Die Bedeutung heterogener Mastzellpopulationen bei Atemwegsobstruktionen und der Stellenwert eines neuen Medikamentes", Bad Reichenhall 1985.

[12] Lorenz, W., A. Doenicke: Histamine release in chemical conditions. Mt. Sinai J. Med. **45** (1978) 357.

[13] MacDonald, G. F.: An Overview of Ketotifen. Chest. [Suppl.] **1** (1982) 30.

[14] Morr, H.: Immunological release of histamine from human lung – studies on the β_2-sympathomimetic stimulator fenoterol. Respiration **38** (1979) 163.

[15] Morr, H.: Immunological release of histamine from human lung – studies on acetylcholine and the anticholinergic agent ipratropium bromide. Respiration **38** (1979) 273.
[16] Morr, H., G. Koppermann: Histaminspiegel im Blut bei Patienten mit allergischem Asthma bronchiale. Dtsch. Med. Wochenschr. **104** (1979) 25.
[17] Riley, J. F., G. B. West: The Presence of Histamine in Tissue Mast Cells. J. Physiol. **120** (1953) 528–537.
[18] Stücker, U., V. Sill: Der Einfluß des H_2-Rezeptorenantagonisten auf die bronchiale Reagibilität beim Histamin-Provokationstest. Prax. Klin. Pneumol. **38** (1984) 132.
[19] Windaus, A., W. Vogt: Synthese des Imidazolyl-Äthylamins. Chem. Ber. **40** (1907) 3691.
[20] Zimmermann, I., A. A. Bugalho de Almeida, W. T. Ulmer et al.: Histamine release into tracheal lumen and bronchial reactivity. Effect of local allergen administration on histamine release and bronchial reactivity. Res. Exp. Med. **182** (1983) 153.
[21] Zimmermann, I., W. T. Ulmer, S. H. Park: Histamine release into tracheal lumen and bronchial reactivity. The histamine liberation of proteolytic enzymes in the tracheal lumen in relation to the bronchomotoric reactivity. Res. Exp. Med. **182** (1983) 167.

Bronchospasmolytika

P. Dorow

Einführung

Die Behandlung des Asthma bronchiale ist in der Regel eine Kombinationstherapie mit Substanzen unterschiedlichen Typus. Eine Reduzierung der Symptome auf ein Minimum und Wiederherstellung einer normalen Lungenfunktion muß das Ziel unserer medikamentösen Maßnahmen sein. Voraussetzung für einen Therapieerfolg ist die Kenntnis des Arztes über Handhabung, Wirkung und Dosierung der Pharmaka sowie eine umfassende Aufklärung der Patienten. Der Einsatz von Bronchospasmolytika in der Behandlung des Asthma bronchiale stellt eine symptomatische Therapie dar.

Beta-Adrenergika

Das 1904 synthetisierte Adrenalin ist die Muttersubstanz aller modernen Beta$_2$-Adrenergika. Aufgrund seiner erheblichen kardiovaskulären Wirkungen wird es zu Recht als Asthmamittel nicht mehr verwand. 1938 wurde Isopropyl-Noradrenalin-Isoprenalin (Aludrin^R) synthetisiert, welches jedoch aufgrund seiner kardialen Wirkung und kurzen Halbwertszeit nicht als wesentlicher Fortschritt angesehen werden konnte. Das in den sechziger Jahren entwickelte Orciprenalin (Alupent^R) brachte gewisse Fortschritte, jedoch kamen erst ab 1969 Beta-Adrenergika zur Anwendung, die überwiegend die Rezeptoren der glatten Bronchialmuskulatur stimulieren und nur geringgradige kardio-vaskuläre Wirkungen haben.
Die modernen Beta$_2$-Adrenozeptor-Agonisten (Tab. 1) bewirken eine schnell ein-

Tabelle 1 Beta$_2$-Adrenozeptor-Agonisten

Freiname	Applikation
Fenoterol	I, D, I, P (s. c./i. v.)
Terbutalin	I, D, I, s. c.
Reproterol	T, D, i. v.
Hexoprenalin	T, D
Procaterol	T
Clenbuterol	T
Salbutamol	T, D, I, P

T = Tablette, D = Dosieraerosol, I = Inhalationslösung, P = Pulverinhalation, s. c./i. v. = parenterale Gabe

Pneumologisches Kolloquium 4

setzende Relaxion der glatten Bronchialmuskulatur, Steigerung der mukoziliaren Clearance, Hemmung der konstriktorischen Wirkung von Allergenen, Anstrengung, Pharmaka und unspezifischen Reizen, vermutlich durch Hemmung der Mediatorfreisetzung aus Zellen und Lungengewebe. Beta$_2$-Adrenergika stimulieren über einen membranständigen Rezeptor der Zelle das zyklische Adenosinmonophosphat (CAMP). Es kommt zum Abstransport von Kalziumionen aus den Myofibrillen in die Mikrosome des sakroplasmatischen Retikulums der Zelle. Die Folge ist die Bronchodilatation. Die Applikation von Beta$_2$-Adrenergika als Dosieraerosol stellt die Basistherapie dar. Der Wirkungseintritt (15–30 Minuten) ist schnell und die Wirkungsdauer liegt bei 4 bis 7 Stunden. Eine über den Tag verteilte regelmäßige Inhalation (z. B. 4x 1–2 Hub/Erwachsene) sollte gewährleistet sein. Die Empfehlung, nur bei Anfällen von Dyspnoe zu inhalieren ist falsch. Asthmaattacken sollten durch eine sinnvolle Therapie und Dosierung unterdrückt werden.

Es gibt verschiedene Aerosolarten:

a. Trockenaerosole werden mit einem speziellen Applikator freigesetzt. Der Patient muß nach maximaler Ausatmung forciert einatmen. Dieses Atemmanöver muß wiederholt werden, bis die Kapsel mit dem Pulver leer ist.
b. Bei den Dosieraerosolen wird mit Druck ein Ventil geöffnet. Mittels Treibgas wird 1 Hub mit einer fixen Dosis des Pharmakons freigesetzt. Der Patient wird zum Zeitpunkt der Druckauslösung nach vorangegangener tiefer Ausatmung eine langsame maximale Einatmung ausführen. Die genaue Anwendung von Dosieraerosolen ist dem Patienten zu zeigen und der therapeutische Effekt durch Spirometrien zu prüfen.

Der Erfolg der medikamentösen Aerosoltherapie hängt von der richtigen Inhalationstechnik ab. Ist der Patient nicht in der Lage, eine ausreichende Synchronisierung von Einatmung und Auslösung des Dosieraerosols durchzuführen, können Dosieraerosole mit atemsynchroner Wirkstoffabgabe oder Dosieraerosole mit verlängertem Ansatzstück benutzt werden.

Neben der bronchodilatatorischen Wirkung der inhalativen Beta$_2$-Adrenergika dürfte der clearancestimulierende Effekt dieser Substanzen von erheblicher Bedeutung sein. Eine stark herabgesetzte bzw. aufgehobene mukoziliare Kläreffizienz unterhält auf fatale Weise den Krankheitsprozeß. Die Stagnation des entzündungsbedingt veränderten und vermehrt produzierten Tracheobronchialsekretes verschlechtert durch endobronchiale Obstruktion die Ventilationsverhältnisse und erhöht die Irritabilität der Atemwegsschleimhaut. In dieser Situation erscheint therapeutische Bemühung sinnvoll, die neben einer symptomatischen Komponente auch einen kausalen Ansatz beinhaltet, der auf die Verbesserung der mukoziliaren Clearance abzielt.

Beta$_2$-Adrenergika sind in der Langzeit-Therapie einzusetzen und stellen somit die Basistherapie des Asthma bronchiale dar. Nebenwirkungen mit Steigerung der Herzfrequenz und Vergrößerung der Blutdruckamplitude mit reflektorischer Tachykardie sind selten. Ein feinschlägiger Tremor der quergestreiften Muskulatur ist allerdings häufig initial zu beobachten.

Anticholinergika

Anticholinergika blockieren den cholinergen Rezeptor, wodurch die vagal-reflektorisch bedingte Bronchokonstriktion unterdrückt wird. So kann eine ausgelöste Reflexbronchokonstriktion durch Vorinhalation mit Ipratropiumbromid (Atrovent) abgeschwächt werden.

Ursprünglich galt Atropin als parasympathikolytischer Bronchodilatator. Wegen der erheblichen Nebenwirkungen wie Tachykardie, Trockenheit der Schleimhaut und gelegentliche Sehstörungen ist jedoch parenteral appliziertes Atropin nicht als bronchodilatatorisches Therapeutikum anzusehen. Mit der Entwicklung des 8-Isopropyl-Noratropinmetropromit (Atrovent®) und des Oxitropium (Ventilat®) ist es gelungen, zwei inhalative Anticholinergika zu entwickeln, welche frei von Nebenwirkungen sind. Der maximale Wirkungseintritt ist ca. 30 Minuten nach Applikation zu verzeichnen. Die bronchodilatatorische Wirkung ist bei „Responder" der Wirkung der Beta$_2$-Adrenergika in etwa gleich zu setzen. Bei Oxitropium geht die Wirkdauer über 6 Stunden hinaus, so daß diese Substanz auch zur Protektion gegenüber nächtlichen Asthmaanfällen geeignet ist. Ipratropium und Oxitropium wirken nicht nur über die Blockade des cholinergen Rezeptors der glatten Bronchialmuskulatur bronchodilatatorisch, sondern haben auch einen Mastzell-protektiven Effekt. Die Inhalation von Ipratropium oder Oxitropium schwächt die durch Antigenprovokation ausgelöste Bronchialobstruktion deutlich ab [2]. Nolte und Mitarbeiter konnten zeigen, daß eine durch Kaltluft oder Tabakrauch induzierte Reflexbronchokonstriktion durch Ipratropium deutlich blockiert wird [4]. Nebenwirkungen wie Clearancedepression oder Sekreteindickung sind unter der Therapie mit Ipratropium und Oxitropium nicht bekannt. Insofern stellt die Therapie mit einem Anticholinergikum die ungefährlichste Form der Behandlung des Asthma bronchiale dar.

Die Kombination eines Beta$_2$-Adrenergika und eines Anticholinergikums kann eine additive (Summe der Einzeleffekte) oder synergistische (überadditive: der Effekt ist größer als die Summe der Einzeleffekte) Wirkung haben, bzw. bei submaximaler Dosierung freier Substanzen kann ein besserer bronchospasmolytischer Effekt resultieren, als eine Substanz bei maximaler Dosierung erreichen kann.

Eine Kombination eines Beta$_2$-Adrenergika mit einem Anticholinergikum ist dann sinnvoll, wenn aufgrund von Nebenwirkungen des Beta-Adrenergika die optimale bronchodilatatorische Dosis nicht appliziert werden kann. Nach Ulmer [6] kommt es bei einer Dosisreduktion um 50% zu einer drastischen Reduktion der Nebenwirkungen auf unter 5%, bei einem Wirkungsverlust von ca. 15–20%. Eine Kombination Beta-Adrenergika plus Anticholinergika ist sinnvoll, da die spasmolytische

Wirkung durch Vagushemmung und Beeinflussung der Reflexbronchokonstriktion erreicht wird und durch die muskelrelaxierende Wirkung bei Beta-Adrenergika eine additive oder überadditive Wirkung zu erwarten ist.

Theophyllin

A. Kossel entdeckte 1885 das Theophyllin. Die Synthese des Theophyllins gelang 1900 durch W. Traube. 5 Jahre später erfolgte durch E. Fischer die Konstitutionsaufklärung der Purine. 1907 wurde durch R. Grüter die Synthese des Theophyllin-Äthylendiamin vorgenommen. 36 Jahre nach der Entdeckung des Theophyllins durch Kossel berichteten E. I. Macht und S. Hirsch über die bronchospasmolytische Wirkung des Theophyllins.

Aufgrund der vielseitigen Organbeeinflussung durch Xanthine ist davon auszugehen, daß dem Wirkmechanismus der Theophylline ein multifaktorielles Geschehen zu Grunde liegt. Der Wirkmechanismus der Theophylline ist noch nicht ganz geklärt. Diskutiert wird eine Hemmung der zyklischen AMP-Phosphodiesterase, Freisetzung von Katecholaminen, Veränderung der kalziumabhängigen kontraktilen Mechanismen und Blockade der Adenosinrezeptoren. Unter einer Therapie mit Theophyllin sind eine Reihe von Wirkungen zu registrieren.

1. Bronchodilatation (bei hohen Serumkonzentrationen (10 bis 20 mg/l)
2. Steigerung der mukoziliaren Clearance (bei niedrigen Serumkonzentrationen 5 bis 10 mg/l)
3. Prophylaktische Wirkung gegen Allergene, Anstrengung und andere Reize (bei niedrigen Serumkonzentrationen 5 bis 10 mg/l)
4. Steigerung der Kontraktilität des Zwerchfells
5. Steigerung der Diurese und Darmmotilität
6. Zentrale stimulatorische Wirkungen

Die Resorption der Theophylline ist vom Körpergewicht und von Rauchgewohnheiten abhängig, daher ist eine individuelle Dosierung erforderlich. Eine optimale Dosisfindung erfolgt anhand der Theophyllinserumkonzentrations-Bestimmungen. Die empfohlenen Richtdosierungen betragen oral oder i.v. bei Rauchern 15–10 mg/kg/24 Stunden, bei Nichtrauchern 10–15 mg/kg/24 Stunden. Trotz dieser Angaben sollte aufgrund der geringen therapeutischen Breite des Theophyllins und großer Unterschiede der Theophyllinelimination die Dosisfindung durch Serumkonzentrations-Bestimmungen und/oder peak-flow-Messungen objektiviert werden.

Bei Patienten mit nächtlichem Asthma bronchiale bieten oral retardierte Theophyllinpräparate eine sinnvolle Zusatzmedikation zur inhalativen Aerosoltherapie. Durch die Verabreichung von Theophyllin in Retardform lassen sich Plasmakonzentrationen im therapeutischen Bereich über einen Zeitraum von 8–12 Stunden erreichen [1]. Eine zirkadian angepaßte Medikation kann eine weitere Reduktion der Beschwerdesymptomatik verursachen. Dabei ist zu berücksichtigen, daß auch die Theophyllinkinetik einem zirkadianen Rhythmus unterliegt. Es konnte gezeigt werden, daß bei abendlicher Gabe von Theophyllin die Resorption physiologisch verzögert ist [3].

So werden maximale Theophyllinspiegel nachts erst wesentlich später erreicht, als bei der morgendlichen Applikation. Nachts wurde üblicherweise 4–6 Stunden post applikationem ein maximaler Theophyllinspiegel gemessen. Die verminderte Aktivität des autonomen und humoralen Systems sowie die Immobilität des Patienten während der Nachtstunden und damit auch eine verringerte Darmmotilität verursachen diese auffälligen Befunde. Eigene Untersuchungen zeigten [1], daß Theophyllinspiegel um 10 mg/l während der Nacht zwar eine Verbesserung der peak flow-Werte gegenüber Plazebo ergaben, daß aber erst Serumspiegel um 15 mg/l einen nächtlichen Abfall der PEF-Werte verhindern können. Bei Patienten mit Theophyllinspiegeln unter 10 mg/l ergaben sich nur geringe Effekte auf die PEF-Werte.

Den vielen positiven unterschiedlichen Wirkungen von Theophyllin stehen eine Reihe besonderer Probleme bei der klinischen Anwendung gegenüber:

Die geringe therapeutische Breite, die große intra- und individuelle Schwankungsbreite der erreichten Theophyllinserumkonzentrationen, die zumindestens in höherer Dosierung häufig auftretenden Nebenwirkungen [5]. Die Steuerung der Theophyllintherapie ist durch die inzwischen zur Routine gewordenen Theophyllinspiegel-Bestimmungen deutlich erleichtert worden. Trotzdem stellen unerwünschte Nebenwirkungen der Theophyllintherapie (Unruhe, Nervosität, Schlaflosigkeit, Kopfschmerzen, Tremor, Tachykardien, Rhythmusstörungen, Krampfanfälle, Appetitlosigkeit, Übelkeit, Erbrechen) gerade in der Langzeittherapie häufig Compliance-Hindernisse dar.

Literatur

[1] Dorow, P.: 24 Stunden steady state Serumtheophyllinspiegel und Lungenfunktion bei Patienten mit nächtlichem Asthma bronchiale. In: P. Dorow (Hrsg.): Pneumologisches Kolloqium 2, Relevanz zirkadianer Rhythmen in der Pneumologie. Verlag Walter de Gruyter, Berlin-New York 1986.

[2] Gonsior, E., G. Schultze-Werninghaus: Protective and bronchospasmolytic effect of ipratropium bromide in bronchial antigen challenge tests compared to other antiasthmatic drugs. Scand. J. Respir. Dis. **103** [Suppl.] (1979) 219.

[3] Kaukel, E., G. Koppermann, Ch. Schrum: Zirkadiane Unterschiede in der Pharmakokinetik des Theophyllins. Atemw.-Lungenkrankh. **10** (1984) 68–73.

[4] Nolte, D.: Asthma. Das Krankheitsbild, der Asthmapatient, die Therapie. 3. Aufl. Urban & Schwarzenberg, München-Wien-Baltimore 1984.

[5] Tönnesmann, U., H. D. Janisch, P. Dorow: Gastrointestinale Hindernisse auf dem Wege zu einer optimalen Theophyllintherapie. In: P. Dorow (Hrsg.): Pneumologisches

Kolloqium 2, Relevanz zirkadianer Rhythmen in der Pneumologie. Verlag Walter de Gruyter, Berlin-New York 1986.
[6] Ulmer, W. T.: Kontrollierter Vergleich verschiedener Dosierung von Fenoterol, Ipratropium und ihrer Kombination. In: D. Nolte, A. Lichterfeld (Hrsg.): Interaktion von Vagus und Sympathikus bei Bronchialerkrankungen. Urban & Schwarzenberg, München-Wien-Baltimore 1986.

Glukokortikoide

H. W. Möllmann, J. Barth

Einführung

Die therapeutischen Effekte von Glukokortikoiden beruhen auf vielfältigen Wechselwirkungen mit komplexen pathologischen Abläufen, die sich auf unterschiedlichen pathophysiologischen Ebenen abspielen. Die Grundlage dieser Wirkungen bilden molekularpharmakologische Mechanismen, bei denen sich zur Auslösung des „spezifischen" Glukokortikoideffektes das Steroidmolekül an einen Zytosolrezeptor bindet und zur Transkription an das Kernchromatin anlagert. Dort erfolgt die Induktion des Codes auf die mRNA, die nach Interaktion mit zytoplamatischen Ribosomen eine im Kern implizierte Aminosäurensequenz übersetzt (Translation). Das nach dieser Information gebildete Protein (z. B. Macrocortin) realisiert die eigentliche pharmakodynamische Glukokortikoidwirkung, die auch noch nach Elimination des Steroids aus dem Körper, bei fortdauernder Anwesenheit des induzierten spezifischen Proteins, weiter anhalten kann („Triggereffekt") [2, 3, 4]. Diese, auf der spezifischen Glukokortikoid-Rezeptorbindungs-Affinität beruhende Steroidwirkung, kann sich aufgrund der aufgezeigten, zahlreichen metabolischen Zwischenstufen allerdings erst mit einer gewissen Zeitverzögerung von etwa 30 Minuten bis zu mehreren Stunden nach der Applikation voll entfalten.
Demgegenüber tritt der hiervon abzugrenzende „unspezifische Soforteffekt", der insbesondere in Akutsituationen durch i.v. Gabe des Steroids angestrebt wird, bereits wenige Minuten nach der Applikation ein. Der Wirkungsmechanismus beruht hierbei überwiegend auf einer Veränderung der physikochemischen Eigenschaften zellulärer Grenzflächen, wahrscheinlich durch Einlagerung des Steroidmoleküls anstelle von Cholesterin in die Plasma- und Organellenmembranen (46). Dieser Vorgang dauert nur so lange an, wie ausreichend hohe Glukokortikoidkonzentrationen (etwa 10^{-6} bis 10^{-5} mol/l und höher) in der Umgebung des Wirkortes vorliegen [13].
Bei einer Langzeitbehandlung der obstruktiven Atemwegserkrankung zielt die Gabe von Glukokortikoiden vornehmlich auf eine dauerhafte Hemmung entzündlicher Prozesse. Durch Gefäßabdichtung und Membranstabilisierung wird eine Exsudation gehemmt und die Abschwellung eines Bronchialschleimhautödems gefördert, weiterhin wird die Auswanderung von Entzündungszellen verhindert sowie eine Freisetzung von entzündungsauslösenden bzw. unterhaltenden Mediatoren inhibiert. Darüber hinaus verbessert sich durch Glukokortikoide die Ansprech-

Pneumologisches Kolloquium 4

barkeit der Bronchialmuskulatur auf β_2-Sympathikomimetika (konditionierender oder permissiver Effekt) [11], was wiederum mit einer gesteigerten Bronchodilatation sowie mit einer vermehrten mukoziliären Clearance verbunden ist (Tab. 1a u. b).

Tabelle 1a Pulmonale Effekte von Glukokortikoiden bei obstruktiver AWE

- Hemmung entzündlicher Prozesse
- Reduktion oder Hemmung eines Schleimhautödems
- Bronchospasmolyse
- Reduktion bzw. Hemmung der Schleimproduktion
- Herabsetzung der Schleimviskosität
- Verbesserung der mukociliären Clearance

Tabelle 1b Pulmonale Effekte von Glukokortikoiden bei obstruktiver AWE

antientzündliche Wirkung:
- Gefäßwandabdichtung
- lokale Interaktion mit alpha-Receptoren
- Stimulierung von Vasoregulin (Oyanagui und Suzuki 1985)
- Membranstabilisierung

Folge:
Reduktion bzw. Inhibition von
a) Schleimhautödem
b) Exsudation
c) Emigration von Entzündungszellen
d) Bildung, Freisetzung humoraler Mediatoren
  - proteolytische Enzyme
  - chemotaktische Faktoren
  - Mediatoren (Histamin, LT, PG)

Interferenz mit beta 2-Receptoren
- verbesserte Ansprechbarkeit
- Zunahme an beta 2-Receptoren

= konditionierender bzw. permissiver Effekt

Folge:
- Bronchospasmolyse
- vermehrte mucociliäre Clearance
- Mukoviskosität herabgesetzt

Für die therapeutische Umsetzung dieser Glukokortikoideffekte stehen eine Vielzahl von synthetischen Derivaten des Kortisols zur Verfügung, die zum Teil recht unterschiedliche Affinitäten zum Steroid-Rezeptor besitzen [37] (Abb. 1 u. Tab. 2). Die Entfaltung der „intrinsic activity“ hängt aber von der Verfügbarkeit

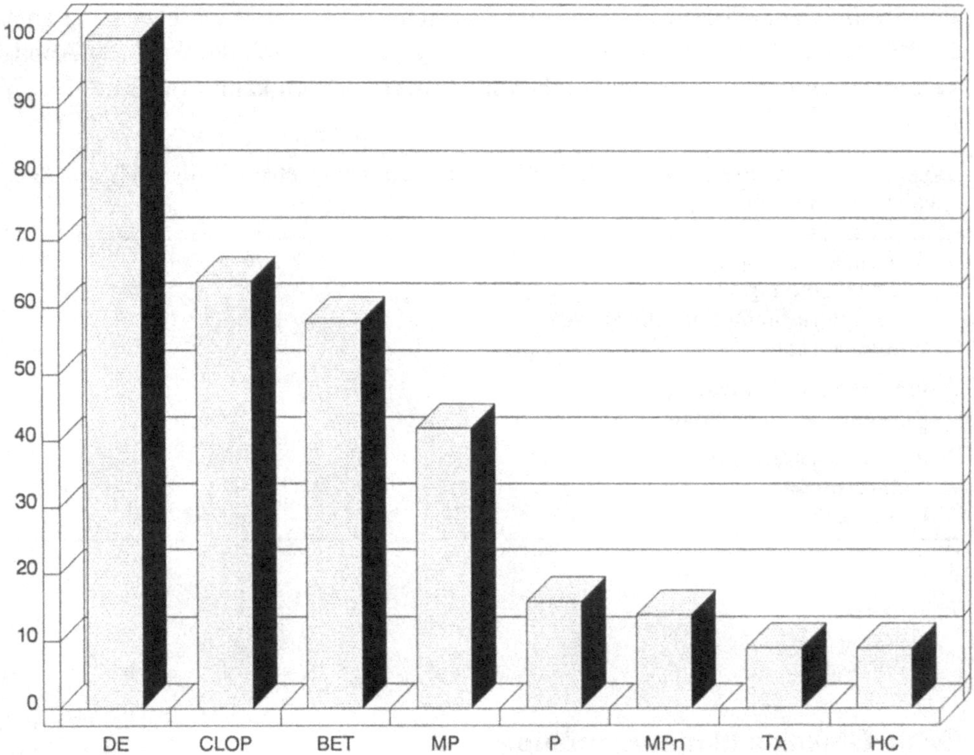

Abb. 1 Receptorbindungs-Affinitäten (RBA) verschiedener . Glukokortikoide zum Glukokortikoid-Receptor der menschlichen Lunge

Abkürzungen:

DE	Dexamethason	P	Prednisolon
Clop	Clopednol	MPn	16-Methylenprednisolon
BET	Betamethason	TA	Triamcinolon
MP	Methylprednisolon	HC	Hydrocortison

Tabelle 2 Relative Rezeptorbindungsaffinitäten von Glukokortikoiden an den Glukokortikoid – Rezeptor der menschlichen Lunge

Glukokortikoid:	RBA	Abk.
Dexamethason	100	DE
Cloprednol	64	CLOP
Betamethason	56	BET
Methylprednisolon	42	MP
Prednisolon	16	P
16-Methylenprednisolon	14	MPn
Triamcinolon	9	TCA
Hydrocortison	9	HC

des Steroids am Wirkort ab und steht dadurch in direkter Wechselwirkung zum kinetischen Verhalten der Wirksubstanz, das wiederum durch die Wahl der Applikationsart und anderen Einflußgrößen modifiziert werden kann (Tab. 3).

Tabelle 3 Therapierelevante Einflußgrößen der Pharmakokinetik und -dynamik von Glukokortikoiden:

1. Substanzunterschiede
   - Eiweißbindung
   - Receptoraffinität (intrinsic activity)
   - Metabolismus
2. Präparateunterschiede
   - galenische Zubereitung
3. Applikationszeitpunkt
4. Applikationsart
5. Dosisregime

Orale Glukokortikoidbehandlung

Bei einer langfristigen oralen Glukokortikoidbehandlung wird aus vornehmlich endokrinologischer Sicht angestrebt, Steroide synchron zur morgendlichen Akrophase des endogenen Plasmacortisolspiegels zu geben (Abb. 2). In dieser Zeit besitzt nämlich das Rückkopplungssystem gegenüber exogen zugeführten Glukokortikoiden nur eine geringe Empfindlichkeit [15, 16, 17, 1, 5, 34, 25, 24]. Im Gegensatz hierzu reagiert das „feedback-System“ während der physiologischen Sekretionspause von ca. 20.00 bis etwa 3.00 Uhr auf exogene Steroide sehr sensibel, so daß schon geringste Glukokortikoiddosen zu einer Suppression der Kortisolsekretion führen können [12, 47, 48]. Die aus dieser Konstellation abgeleitete Forderung, die gesamte Tagesdosis bei der “circadianen“ und die doppelte Tagesdosis bei der „alternierenden“ Therapie jeden zweiten Tag jeweils morgens auf einmal zu geben, ist bei der Behandlung der obstruktiven Atemwegserkrankung jedoch nur dann sinnvoll, wenn durch dieses Regime ein ausreichender therapeutischer Effekt auch realisiert werden kann [25].
Häufig bleiben aber durch die ausschließliche *circadiane* Gabe von Glukokortikoiden die typischen frühmorgendlichen Atemnotanfälle zwischen 4–6 Uhr unbeeinflußt. Die Ursache hierfür beruht überwiegend auf zwei gegensinnigen Abläufen. Zum einen weisen die verschiedenen körpereigenen Regelsysteme in der zweiten Nachthälfte eine für diese Erkrankung extrem ungünstige Konstellation auf:

- die exspiratorischen Strömungswiderstände in den Atemwegen liegen zu dieser Zeit am höchsten,
- die Adrenalin- und Kortisolkonzentrationen im Plasma sind tagesrhythmisch auf dem Minimalstand,
- der Histaminspiegel im Blut zeigt gegenläufig in dieser Zeit Maximalwerte [1].

Zum anderen sind bei einer circadianen Therapie in dieser Phase die morgens applizierten Glukokortikoide bereits metabolisch inaktiviert oder aus dem Organismus ausgeschieden. Auch die hiervon unabhängig noch weiter anhaltende „Trigger"-Wirkung ist im Abklingen oder bereits vorüber (Abb. 3). Der Versuch, über eine Erhöhung der Morgendosis das nächtliche Krankheitsgeschehen günstig zu beeinflussen, gelingt nicht immer. Vielmehr führt dieses Vorgehen nicht selten

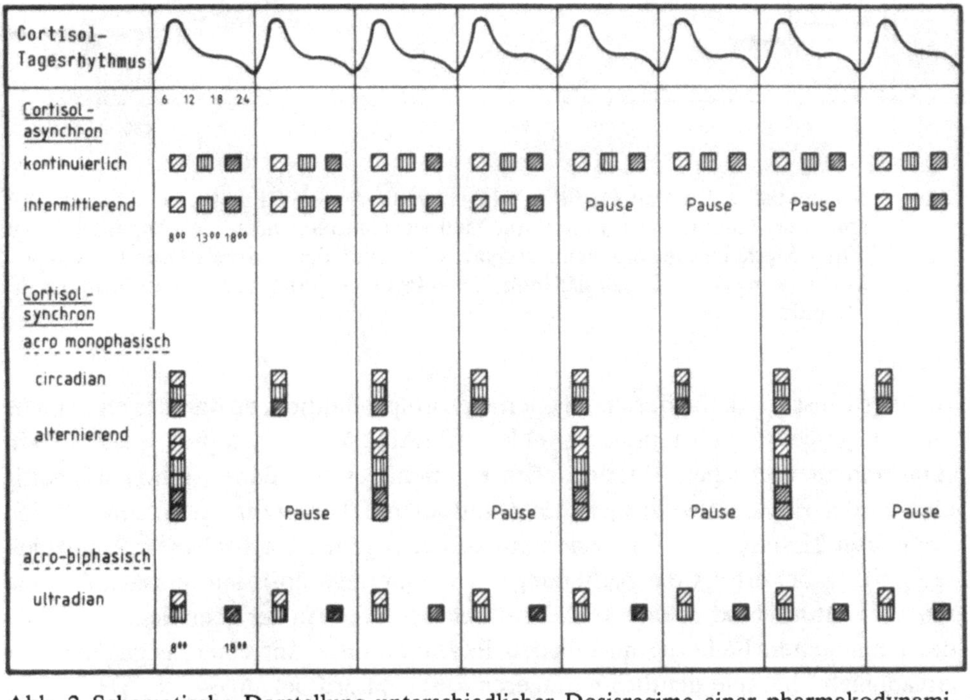

Abb. 2 Schematische Darstellung unterschiedlicher Dosisregime einer pharmakodynamischen Glukokortikoidtherapie

Steroidapplikation:

1. Vom endogenen Kortisolrhythmus unabhängig (kortisolasynchron)

a) kontinuierlich

b) intermittierend

2. In Anlehnung an den Kortisoltagesrhythmus

a) circadian

acro-monophasisch

b) alternierend

c) ultradian acro-biphasisch

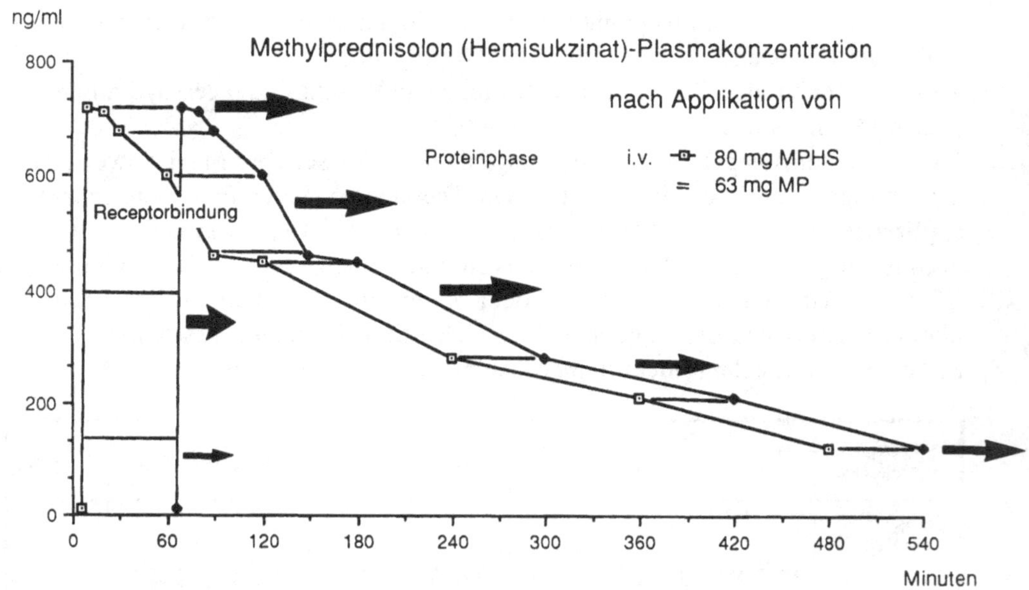

Abb. 3 Schematische Darstellung der „Triggerfunktion" von Glukokortikoiden am Beispiel der Plasmakonzentration von Methylprednisolon nach i. v. Applikation von 80 mg Methylprednisolonhemisuccinat. Fortdauer der „spezifischen" Glukokortikoidwirkung über die zellulär induzierten Proteine (Pfeile) nach Ausscheidung der Steroide.

zu einer Einschränkung der endogenen Kortisolproduktion, so daß der eigentliche Sinn der circadianen Therapie verfehlt wird (Abb. 4a–d). Aus praktischer Erfahrung und theoretischen Überlegungen empfiehlt es sich daher, schon frühzeitig eine an der Erkrankung ausgerichtete, ultradiane Therapie in Anlehnung an den originären biphasischen Tagesrhythmus des endogenen Kortisolspiegels einzuleiten [25]. Dabei erfolgt die Aufteilung der Gesamttagesdosis auf morgens 2/3 und spätnachmittags bzw. abends 1/3. Hierdurch lassen sich in der überwiegenden Zahl der behandelten Fälle die nächtlichen Exazerbationen mit einer, gegenüber der circadianen Therapie deutlich geringeren Dosis unterdrücken [34, 26, 51].
Wie einschlägige Untersuchungen zeigen, wird nach einer aufgeteilten Tagesdosis von morgens 8 mg und abends 4 mg Methylprednisolon (MP) bei Patienten mit einer Atemwegsobstruktion, die Befindlichkeit (Atemnot, körperliche Belastbarkeit, Durchschlafen etc.) sowohl gegenüber einer circadian verabfolgten Dosis von 12 mg MP, wie auch im Vergleich zu einer höheren Dosis von 16 mg MP, deutlich gebessert. (Abb. 5a–c).
Durch die biphasische Verteilung der Dosen über den 24-Stunden-Tag, läßt sich durchgängig eine günstige Beeinflussung der Erkrankung erreichen und nicht selten auch ein Teil der circadian applizierten Glukokortikoiddosis einsparen. Allerdings ist eine geringfügig stärkere Suppression der endogenen Kortisolbildung

nicht immer auszuschließen. Deshalb sollte im allgemeinen bei Reduktion der Steroiddosis mit der abendlichen Dosis begonnen werden um möglichst rasch wieder den endokrinologisch günstigeren circadianen Therapierhythmus aufzunehmen und um zu überprüfen, ob die Einsparung der Abenddosis erneut nächtliche Exazerbationen zur Folge hat. Bei ausschließlichen Atemnotattacken in der Nacht ist es in Einzelfällen sogar besser, unter Verzicht auf die morgendliche Steroidgabe, nur abends die Glukokortikoide zu verordnen. Ein solches Vorgehen hat aber nur dann eine Berechtigung, wenn zuvor das Repertoire nichtsteroidaler Bronchospasmolytika ohne Erfolg eingesetzt wurde.

Eine *alternierende* Applikation von Glukokortikoiden ist bei steroidbedürftigen Patienten, die an einer chronischen Atemwegserkrankung leiden, nicht möglich. Von den nach diesem Regime behandelten Patienten wird nahezu regelmäßig, am steroidfreien Tag eine objektivierbare Verschlechterung der Lungenfunktion mit vermehrten Atembeschwerden angegeben, so daß eine erneute Umstellung auf eine tägliche Einnahme von Steroiden erforderlich wird. Aus therapeutischen und pragmatischen Gründen ist es somit sinnvoller, bei Patienten, die auf Steroide gut ansprechen, von vornherein eher die circadiane oder ultradiane Dosis in Abhängigkeit vom Krankheitsverlauf abzubauen, als unter allen Umständen, zur größeren Schonung des HT-HVL-NNR-Systems, einen zweitägigen alternierenden Applikationsrhythmus anzustreben [38].

Die *intermittierende* Glukokortikoidbehandlung mit mehrtägigen, regelmäßig über den Tag verteilten Dosen und anschließend ebenso langen steroidfreien Intervallen sollte bei Patienten mit obstruktiven Ventilationsstörungen gar nicht erst versucht werden, da es erfahrungsgemäß in den steroidfreien Phasen zu erheblichen Exazerbationen kommen kann, die oft den bis dahin erzielten Behandlungserfolg zunichte machen. Derartige Rückfälle können die Patienten erheblich physisch und psychisch belasten.

Während auf der einen Seite permanent auf die potentiellen Gefahren einer längerdauernden Glukokortikoidtherapie für das HT-HVL-NNR-Regelkreissystem hingewiesen und zu deren Vermeidung konsequenterweise gleichzeitig die strikte Einhaltung eines adaequaten chronopharmakologischen Behandlungsregimes gefordert wird – nicht selten zum Nachteil der Patienten – finden andere Ursachen, die vergleichsweise eine wesentlich stärkere Unterdrückung der Kortisolproduktion bewirken können, kaum Beachtung. So werden im klinischen Alltag die unterschiedlich ausgeprägten kortisolsuppressiven Eigenschaften bestimmter Glukokortikoide zumeist kaum berücksichtigt. Der Grund hierfür liegt vor allem darin, daß in den einschlägigen „Äquivalenz"-Tabellen das gesamte Spektrum der pharmakodynamischen Wirkungen der verschiedenen Steroide vereinfacht in festen Zahlenverhältnissen zusammengefaßt wird. Für die praktische Umsetzung suggeriert somit der leicht handbare „Äquivalenzbegriff", bei entsprechender Dosisrelation eine Austauschbarkeit der in verschiedenen Handelspräparaten enthaltenen Glukokortikoide.

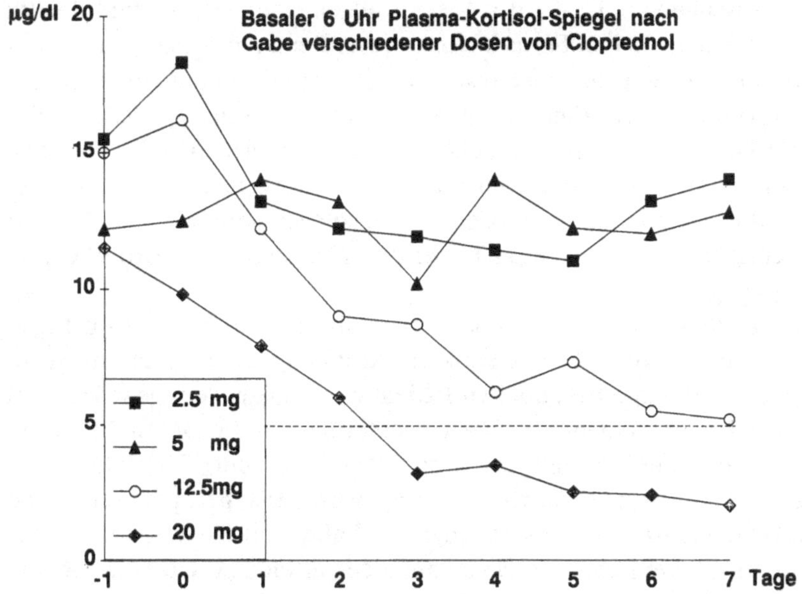
µg/dl
Basaler 6 Uhr Plasma-Kortisol-Spiegel nach
Gabe verschiedener Dosen von Cloprednol
2.5 mg
5 mg
12.5mg
20 mg
Tage

Abb. 4a

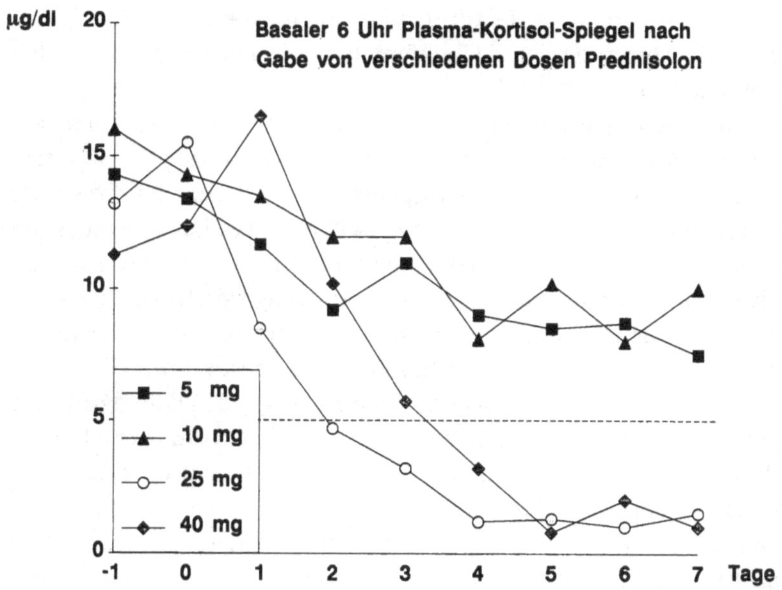
µg/dl
Basaler 6 Uhr Plasma-Kortisol-Spiegel nach
Gabe von verschiedenen Dosen Prednisolon
5 mg
10 mg
25 mg
40 mg
Tage

Abb. 4b

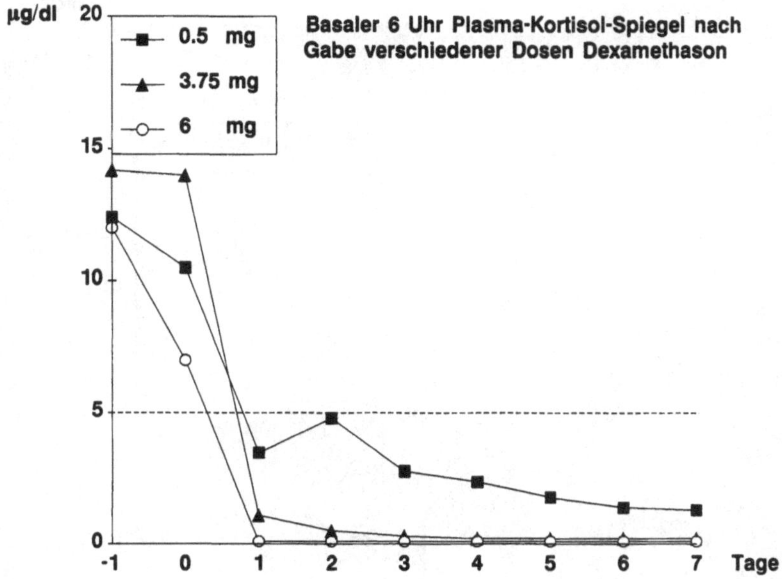

Abb. 4c

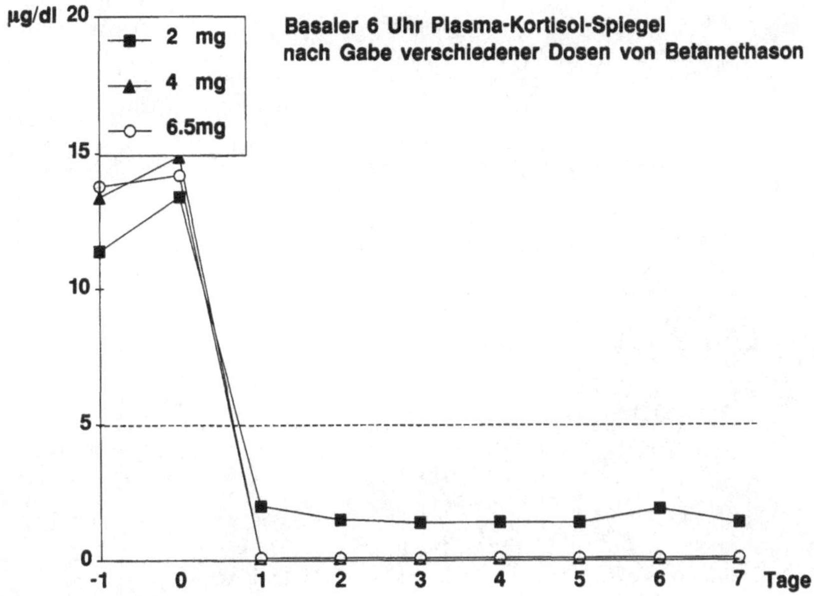

Abb. 4a–d Dosis und substanzabhängiger Einfluß unterschiedlicher Glukokortikoide auf den basalen Plasmakortisolspiegel bei „circardianer" Gabe. (32)

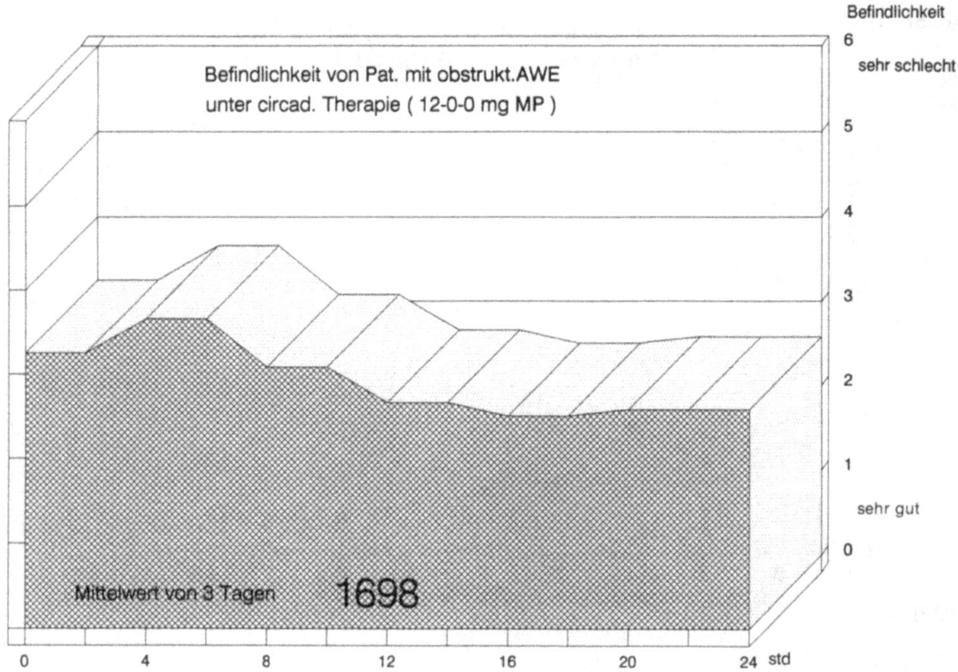
Befindlichkeit
6
sehr schlecht
Befindlichkeit von Pat. mit obstrukt.AWE
unter circad. Therapie (12-0-0 mg MP)
5
4
3
2
1
sehr gut
0
Mittelwert von 3 Tagen
1698
0
4
8
12
16
20
24
std

Abb. 5a

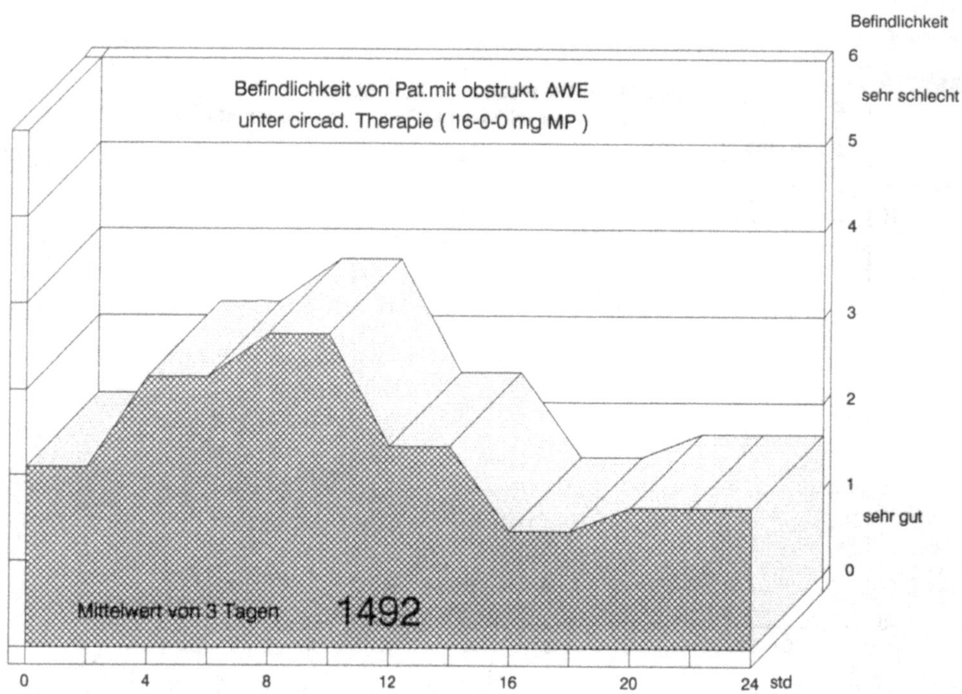
Befindlichkeit
6
sehr schlecht
Befindlichkeit von Pat.mit obstrukt. AWE
unter circad. Therapie (16-0-0 mg MP)
5
4
3
2
1
sehr gut
0
Mittelwert von 3 Tagen
1492
0
4
8
12
16
20
24
std

Abb. 5b

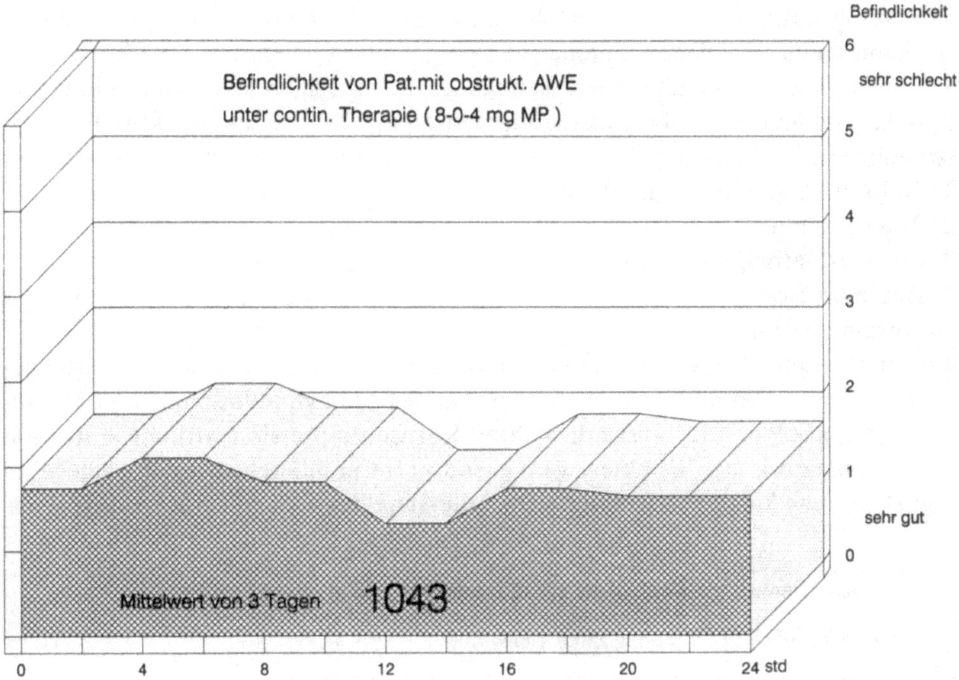

Abb. 5a–c Exemplarische Darstellung der Befindlichkeit über jeweils 24 Stunden (Zahlen geben die planimetrisch gefundenen Mittelwerte der Fläche unter der Kurve von drei Tagen an) eines Patienten mit obstruktiver Atemwegserkrankung im crossover-Design, unter ciradianem mono- bzw. biphasischem Therapieregime mit unterschiedlichen Tagesdosen. Die Ergebnisse zeigen gute Übereinstimung mit parallel gemessenen peak-flow-Werten. (MP = Methylprednisolon)

Score:
1 = sehr gut
2 = gut
3 = befriedigend
4 = mässig
5 = schlecht
6 = sehr schlecht

Dosisregime:

acro-monophasisch
1. 12 mg Methylprednisolon morgens
2. 16 mg Methylprednisolon morgens

acro-biphasisch
1. 8 mg Methylprednisolon morgens
2. 4 mg Methylprednisolon abends

Wie wenig statthaft diese Vereinfachung bezüglich der Cortisolsuppression jedoch ist, kann an verschiedenen Untersuchungsergebnissen belegt werden (Abb. 6a–c). So konnte nach kontinuierlicher, circadianer und alternierender oraler Gabe von fünf handelsüblichen Glukokortikoidpräparaten, (Tab. 4) mit strukturell unterschiedlichen synthetischen Steroiden, bei „äquivalenter“ Dosierung, entsprechend

1. 16-Methylenprednisolon (Prednyliden)	12 mg
2. Triamcinolon	8 mg
3. 6-alpha-Methylprednisolon	8 mg
4. Betamethason	1,5 mg
5. Dexamethason	1,65 mg

ein verschieden starker Hemmeffekt auf die endogene Kortisolproduktion nachgewiesen werden. Während Triamcinolon, 6-alpha-Methylprednisolon, und 16-Methylenprednisolon, die hinsichtlich ihrer Kortisolsuppressionswirkung mit ihren antiinflammatorischen Effekten weitgehend korrespondieren, bei der vorgegebenen Dosierung keine nennenswerte Beeinflussung des endogenen Kortisolspiegels

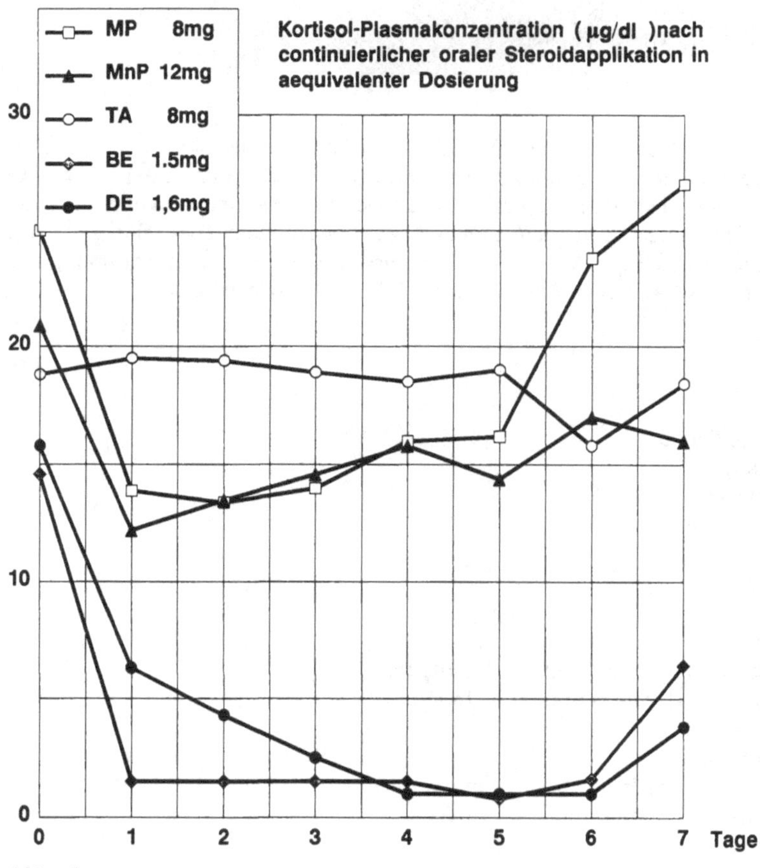

Abb. 6a

unter den verschiedenen Dosisregimen zeigen, führt die Gabe „äquivalenter" Dosen von Betamethason und Dexamethason zu einer ausgeprägten Einschränkung der endogenen Kortisolproduktion. Dieser Effekt beruht darauf, daß diesen beiden Substanzen im Vergleich zu den übrigen Partialwirkungen des pharmakodynamischen Spektrums, eine stark überhöhte suppressive Potenz zu eigen ist, die bis zum 300-fachen des Kortisols betragen kann [46, 32, 23]. Daher sollten Dexamethason und Betamethason – auch in Kombinationspräparaten – nicht für eine mittel- oder langfristige Glukokortikoidtherapie der chronisch obstruktiven Atemwegserkrankung eingesetzt werden.

In diesem Zusammenhang stellt sich zwangsläufig die Frage nach der Häufigkeit und klinischen Bedeutung einer Cortisolsuppression bei Langzeit-Glukokortikoid-behandelten Patienten. In eigenen Untersuchungen wurde die Nebennierenrindenfunktion mittels ACTH-Test bei 165 Patienten, die wegen einer chronisch obstruktiven Atemwegserkrankung über Jahre nach unterschiedlichen Dosierungsregimen und in Abhängigkeit vom Verlauf der Erkrankung mit Glukokortikoiden behan-

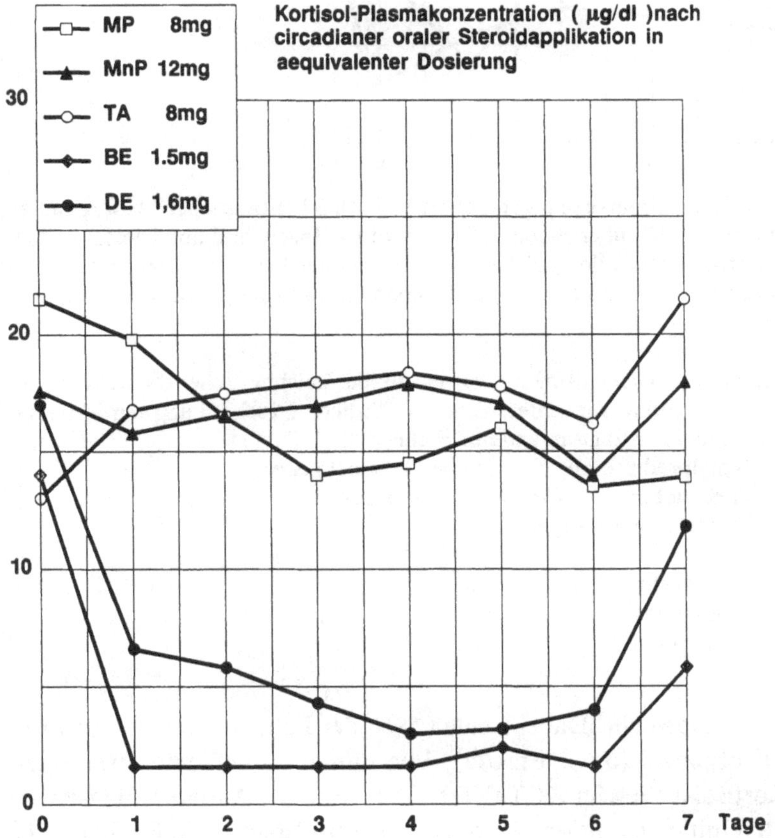

Abb. 6b

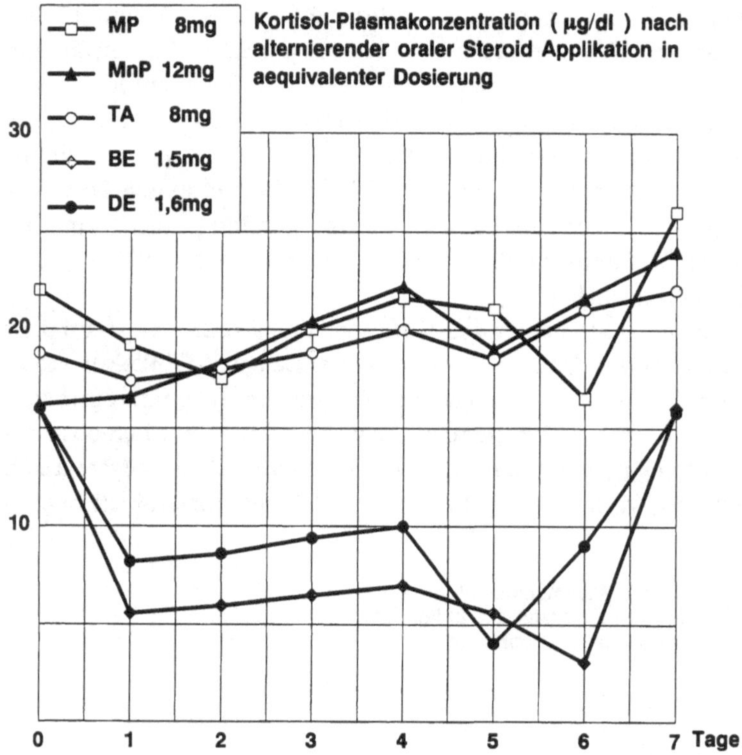

Abb. 6a–c Vergleichenden Untersuchungen über den Einfluß kontinuierlich* bzw. ciradian und alternierend** über einen Zeitraum von 6 Tagen oral applizierter antiinflammatorisch „äquivalenter" Dosen verschiedener handelsüblicher Glukokortikoidpräparate auf den basalen, endogenen Cortisolspiegel: (n = 6 Prob./Versuchsgruppe).

Zur besseren Übersichtlichkeit wurde auf die zeichnerische Darstellung der Standardabweichung verzichtet. Eine ausführliche Beschreibung der Untersuchungsergebnisse erfolgt an anderer Stelle.
MP = Methylprednisolon DE = Dexamethason
TA = Triamcinolon BE = Betamethason
MnP = Methylenprednisolon

* Cortisol-asynchron
** Cortisol-synchron
(acro-monophasisch)

delt worden waren, untersucht. Dabei zeigten 59% der Patienten einen erniedrigten basalen Kortisolspiegel (unter 8 mg/dl). Von diesen hatten rund 70% einen ausreichenden Kortisolanstieg im ACTH-Test (Abb. 7 u. 8). Andererseits war bei 7,4% der Patienten mit einem normalen basalen Kortisolspiegel die Reaktion der Nebennieren im ACTH-Test vermindert [39, 40, 41].

Tabelle 4 Synopsis handelsüblicher oraler Glukokortikoidpräparate unter Vergleich verschiedener therapierelevanter Parameter

Steroid	Handelspräparat	glukokortikoide Wirkung	mineralokortikoide Wirkung	„Äquival.-Dosis“
Cortisol (Hydrocortison)	Ficortil, Scheroson, Hydrocortison, Actocortin	1	1	20
Prednisolon	Decortin H, Scherisolon, Ultracorten H, Deltacortin, Deltacortil	4	0,6	5
16-Methylen-prednisolon = Prednyliden	Decortilen	4	0	6
6 α-Methyl-prednisolon	Urbason, Medrate	5	0	4
Triamcinolon	Delphicort, Volon	5	0	4
Fluorcortolon	Ultralan	5	0	5
Dexamethason	Fortecortin, Millicorten, Decadron, Auxiloson, Dexascheroson, Dexamethason, „Ferring“, Dexamed	30	0	0,75
Betamethason	Celestan, Betnesol	25	0	0,75

Unter einer laufenden Steroidtherapie treten auch bei stark erniedrigten Kortisolspiegeln Zeichen einer Nebenniereninsuffizienz praktisch kaum in Erscheinung, da das Kortisoldefizit in der Regel durch das exogene Steroid weitgehend kompensiert wird. Dieser Zustand kann sich aber schlagartig ändern, wenn eine Langzeitbehandlung mit Steroiden plötzlich beendet wird. Vor Abschluß einer Langzeittherapie sollte daher eine Abklärung der aktuellen endokrinen Situation durch Überprüfung des basalen endogenen Kortisolspiegels erfolgen. Dieser Test reicht in der Regel aus, da die Erholung der Hypothalamus-Hypophysenfunktion offenbar der Wiederherstellung einer normalen Nebennierenfunktion vorausgeht. Erst bei Werten, die niedriger als der untere Plasma-Kortisol-Grenzwert (etwa 5 µg/dl) liegen, ist eine Indikation für die Überprüfung des Zustandes der Integrität der Regelstrecke durch Testung der Ansprechbarkeit der Nebennierenrinde über eine ACTH-Provokation gegeben.

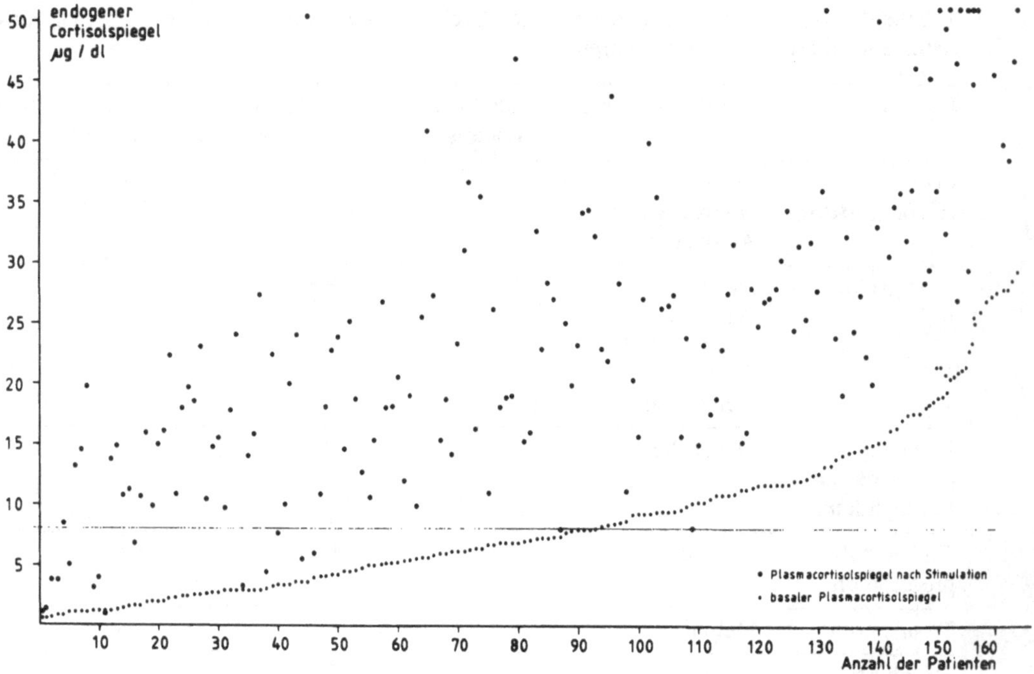

Abb. 7 Basaler Kortisolspiegel und maximaler Kortisolanstieg nach ACTH-Provokation von glukokortikoidlangzeitbehandelten Patienten mit obstruktiver Atemwegserkrankung

Inhalative Glukokortikoidbehandlung

Die inhalative Glukokortikoidtherapie obstruktiver Ventilationsstörungen hat zum Ziel, auf direktem Weg über das luftleitende System ausreichend hohe und langanhaltende Wirkstoffspiegel in der Lunge am Ort des pathologischen Geschehens zu erreichen und gleichzeitig durch Verminderung der systemischen Abflutung aus diesem Bereich potentielle Nebenwirkungen der Steroide so gering wie möglich zu halten. Für die praktische Umsetzung dieser Vorgaben müssen folgende Voraussetzungen erfüllt sein:

- Geringe Deposition von Wirkstoff im Oropharynx um örtliche Wechselwirkungen und eine Resorption des Glukokortikoids in diesem Abschnitt des Inhalationsweges zu vermeiden.
- Möglichst weitgehende Ausschaltung einer intestinalen Steroidaufnahme durch Verschlucken.
- Gleichmäßige Verteilung von therapierelevanten Glukokortikoidkonzentrationen im Bronchialsystem sowie deren protrahierte Verfügbarkeit am Wirkort und rasche Inaktivierung der Steroide nach Abflutung aus der Lunge.

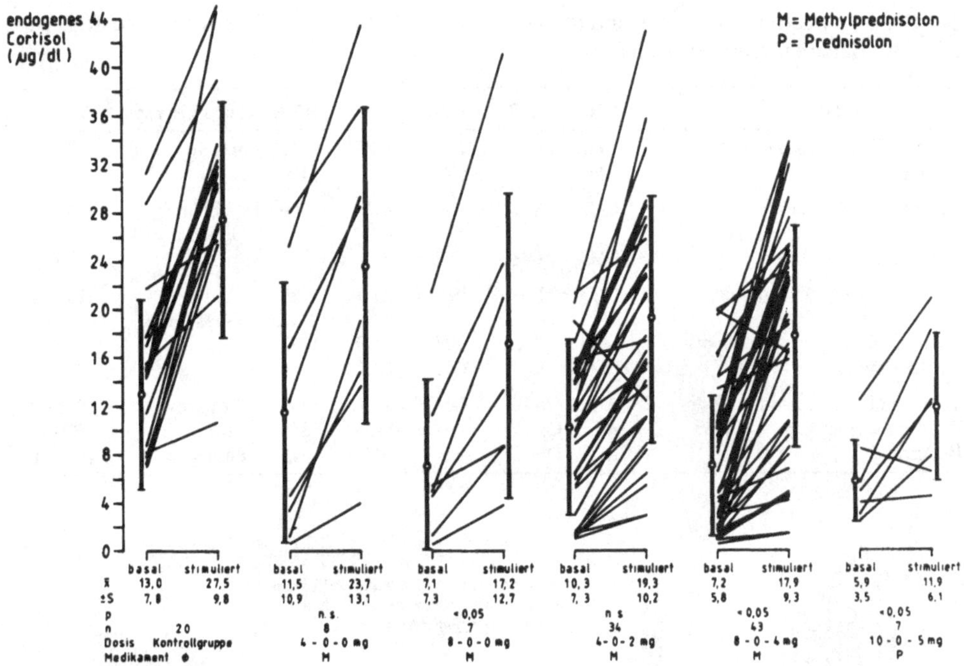

Abb. 8 Basaler Kortisolspiegel und maximaler Kortisolanstieg nach ACTH-Provokation von 20 Kontrollpersonen und 99 Patienten, die wegen einer obstruktiven Atemwegserkrankung länger als 5 Jahre nach unterschiedlichen Dosisregimen mit verschiedenen Glukokortikoiden behandelt wurden.

Diese therapeutischen Ansprüche führten zu galenischen Formulierungen von Dosier-Aerosolen mit hoher lokaler Wirkung, die inzwischen eine breite therapeutische Anwendung finden (Tab. 5). Die Dosierungsvorschläge stützen sich dabei bisher nur auf klinische Erfahrungswerte und unzureichend abgesicherte Äquivalenzangaben, die nur in grober Annäherung die spezifische pharmakodynamische Potenz der unterschiedlichen Präparate widerspiegeln. Erst neuere Untersuchungen erlauben eine bessere Beschreibung der verschiedenen Wirkprofile. Hierdurch wird ein differenzierter therapeutischer Einsatz unter gleichzeitiger Optimierung des Wirkungs-Nebenwirkungsverhältnisses möglich [50, 51].
Von den klinisch angewendeten Wirksubstanzen mit hoher „intrinsic activity" liegen Budesonid, Flunisolid und Triamcinolonacetonid als C–21-Alkohol und C–16–C–17-Acetonid bereits bei Applikation in ihrer biologisch aktivsten Form vor (Abb. 9, 10a). Während Budesonid und Flunisolid nach Aufnahme in die Körperzirkulation schon bei der ersten Leberpassage zu ungefähr 90% durch Biotransformation inaktiviert werden, ist demgegenüber das Triamcinolonacetonid metabolisch sehr stabil. Abweichend hiervon muß das relativ gering wirksame Beclomethasondipropionat durch Abspaltung des Propionsäureesters am C-21

Tabelle 5 Relative Rezeptorbindungs-Affinität (RBA) zum Glukokortikoid-Rezeptor (GCSR) der menschlichen Lunge

Glukokortikoid:	C16	C17	C21	Abk	RBA	Handelspräparat	
Dexamethason-Isonicotinat	CH3	OH	ISON	DIN	10	Auxiloson	(FRG)
Dexamethason	CH3	OH	OH	D	100		
Betamethason-Valerat	CH3	VAL	OH	BV	1700	nicht im Handel	(FRG)
Betamethason	CH3	OH	OH	B	58		
Beclomethason-Dipropionat	CH3	PROP	PROP	BDP	80	Viarox, Sanasthmyl	(FRG)
Beclomethason-Monpropionat	CH3	PROP	OH	BMP	1022		
Beclomethason	CH3	OH	OH	BEC	59		
Triamcinolon-Acetonid	ACETONID		OH	TCA	233	Azmacort	(GB)
Flunisolon-Acetonid	ACETONID		OH	FCA	346	Bronalide	(FRG)
Budesonid	ACETONID		OH	BUD	845	Pulmicort	(FRG)

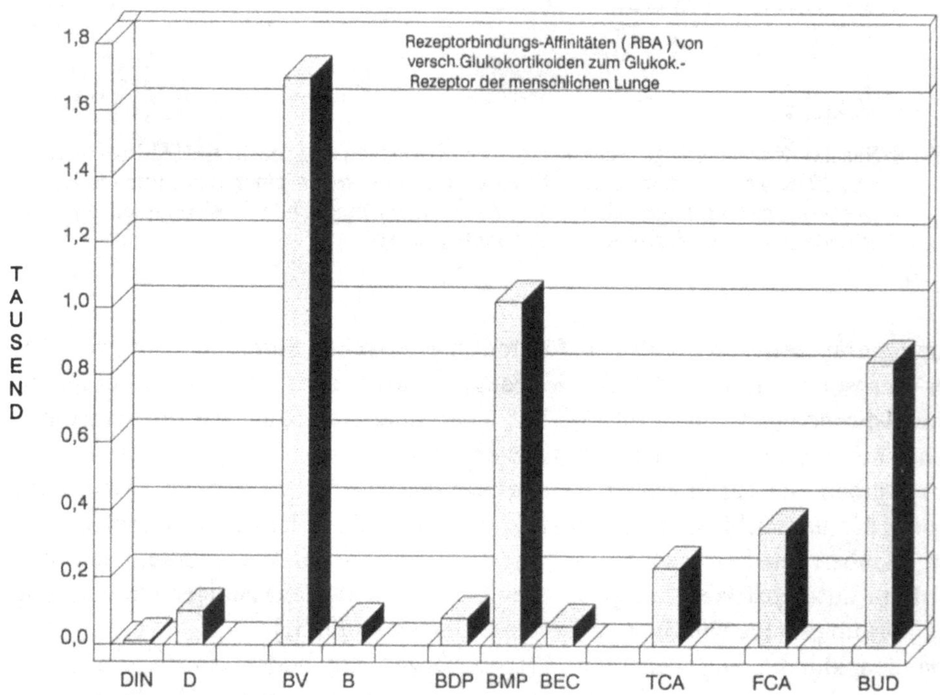

Abb. 9 Relative Bindungsaffinitäten verschiedener inhalativ eingesetzter Glukokortikoide zum Glukokortikoidreceptor der menschlichen Lunge. (37)

DIN	=	Dexamethason-Isonicotinat
D	=	Dexamethason
BV	=	Betamethason-Valerat
B	=	Betamethason
BDP	=	Beclomethasondipropionat
BMP	=	Beclomethasonmonpropionat
BEC	=	Beclomethason
TCA	=	Triamicinolonacetonid
FCA	=	Flunisolon
BUD	=	Budesonid

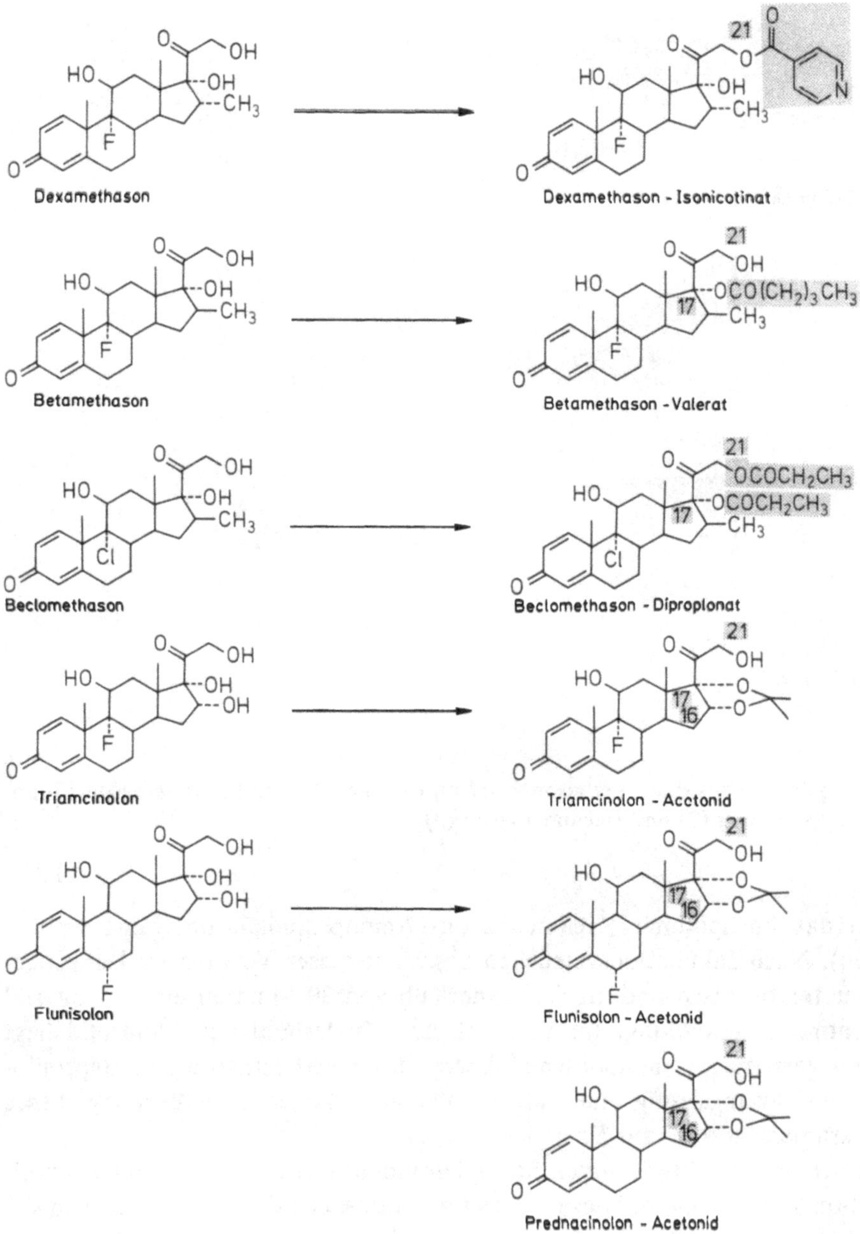

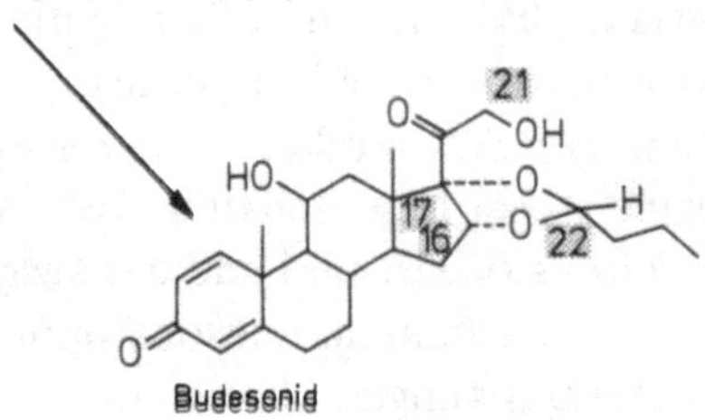

Abb. 10a Strukturformeln der in den handelsüblichen Dosier-Aerosolen enthaltenen Glukokortikoide mit ihren unterschiedlichen Veresterungen in C_{21}-, und/oder C_{17}-Position und Acetalbildungen (Acetonide) in den Stellungen C_{16} und C_{17}.

1

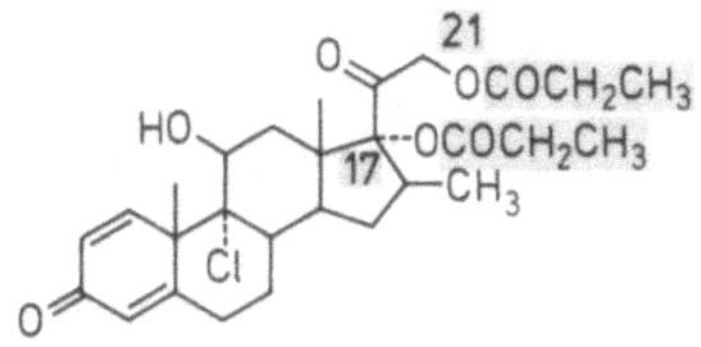

Beclomethason - Dipropionat

2

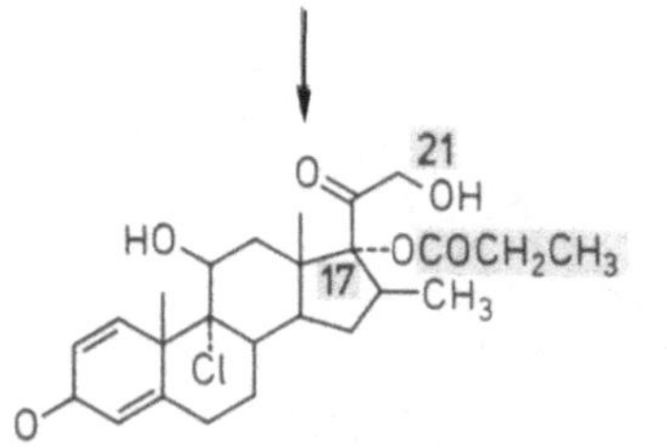

Beclomethason - Monpropionat

3

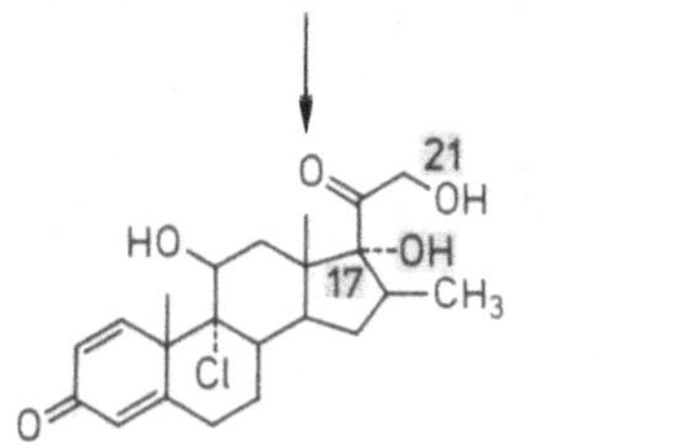

Beclomethason

Abb. 10b Hydrolyse des Beclomethason-21-17-dipropionat (1) zum Beclomethason-17-monopropionat (2) und Beclomethason (3)

Atom in das hochpotente Beclomethason-17-monpropionat überführt werden (Abb. 10b). Nach Inkubationsversuchen geschieht dieser Vorgang im Lungengewebe aber relativ rasch und erreicht innerhalb von 30 Minuten eine annähernd 100prozentige Umwandlung. Im Vergleich zum Budesonid und Flunisolid liegt jedoch ein verzögerter metabolischer Abbau des Beclomethason-17-monpropionats vor, was zwangsläufig eine länger anhaltende systemische Wirkung dieses stark wirksamen Steroids zur Folge hat.

Im Vergleich zu den vorgenannten Steroiden nimmt das Dexamethasonisonikotinat eine Sonderstellung ein. Dieser schwer wasserlösliche C–21-Ester der Isonikotinsäure hat nur eine relativ geringe Receptoraffinität von etwa 10 und ist daher auch topisch erheblich geringer wirksam. Erst nach abgelaufener Hydrolyse entsteht das lokal vergleichsweise ebenfalls nur gering wirksame Dexamethason. Aufgrund dieser Eigenschaften, die naturgemäß mit einer schwachen therapeutischen Potenz assoziiert sind und der ausgeprägten kortisolsuppressiven Wirkung, konnte sich das Dexamethasonisonikotinat zur Behandlung chronisch obstruktiver Atemwegserkrankungen klinisch nicht durchsetzen.

Die dargelegten Ergebnisse weisen Budesonid und Flunisolid als Substanzen mit schneller hepatischer Degradation aus. Dadurch besitzen sie, entsprechend ihrer intrinsischen Aktivität, eine erheblich größere therapeutische Toleranzbreite als Beclomethasondipropionat und Triamcinolonacetonid und stellen somit ein vermindertes Risiko für die Auslösung systemischer Nebenwirkungen dar. Dadurch läßt sich auch die inhalative Dosis gefahrloser über die normalerweise verordneten Dosierungen erhöhen, was sich bei einer völligen oder teilweisen Umstellung von oraler auf inhalative Therapie stabilisierend auswirken kann. Weiterhin ist es ratsam, auch bei der inhalativen Therapie bei Dosiserhöhungen, zur Vermeidung einer unnötigen Kortisolsuppression, kortisolsynchron höhere Morgen- als Abenddosen zu verabreichen.

Unabhängig von den aufgezeigten differenzierten Eigenschaften der in der inhalativen Therapie verwendeten Steroide, durch die eine gute Steuerbarkeit und damit ein gezielter therapeutischer Einsatz ermöglicht wird, liegt bereits in der inhalativen Applikationsart gegenüber einer oralen, intravenösen und intramuskulären Substanzgabe ein entscheidender Vorteil, da sich bei gleicher Dosierung auf inhalativem Weg bronchial wesentlich höhere lokale Wirkstoffkonzentrationen erreichen lassen. Um vergleichbare Substanzspiegel über die systemische Zirkulation anzufluten, müssen erheblich höhere Dosen eingesetzt werden. Daraus ist ableitbar, daß bei einer Umstellung von einer oralen auf eine inhalative Medikation systemisch deutlich mehr Wirkstoff eingespart werden kann, als nach der Äquivalenz-Umrechnung zu erwarten wäre. Bei einer Tagesdosis von etwa 800 µg Budesonid oder Beclomethason-dipropionat lassen sich oral etwa 5–7,5 mg Prednisolon-Äquivalent einsparen. Nach Ulmer [46] kann im Durchschnitt durch den inhalativen Einsatz der Steroide die orale Dosis bis zu 75% gesenkt werden. Aufgrund der Ergebnisse zahlreicher einschlägiger klinischer Studien kann davon ausgegangen werden, daß eine große Anzahl von Patienten, die oral Steroide in einer Dosierung zwischen 5–10 mg Prednisolon-Äquivalent eingenommen haben, sich, in einer gewissen Abhängigkeit von der zuvor benötigten Dosis, auf eine inhalative Monotherapie einstellen läßt [20, 18, 19, 42, 9, 45]. So sind Patienten, die 5 und 7,5 mg Prednisolon-Äquivalent erhielten, in etwa 45% und bei Dosen von 10 mg in ca. 20% der behandelten Fälle auf eine ausschließlich inhalative Gabe der Glukokortikoide umstellbar. Lediglich 10–20% der Patienten haben keinen sicher nachweisbaren therapeutischen Gewinn durch diese Therapieform.

Die Wirkung inhalativ applizierter Glukokortikoide tritt verzögert ein [12]. Der volle pharmakodynamische Effekt läßt sich insbesondere bei stark verschleimten Patienten oft erst nach einer gewissen Anlaufzeit von einigen Tagen nachweisen [52]. Aus diesem Grunde empfiehlt sich zur Einleitung der Therapie zunächst eine kombinierte orale plus inhalative Steroidgabe für mehrere Tage. Danach kann versucht werden, die systemisch applizierten Dosen langsam abzubauen [22, 36]. Obwohl auch eine intrapulmonale Verteilung der Wirksubstanz über den lokalen Kreislauf erfolgen soll, ist für eine optimale Ausnutzung der inhalativ zugeführten

Glukokortikoide ein durchgängiges Bronchialsystem bei der Inhalation wünschenswert. Aus diesem Grund sollte die Applikation des Steroids etwa 10–15 Minuten nach Inhalation eines β_2-Sympathikomimetikums und bei starker Verschleimung nach vorherigem, möglichst intensivem Abhusten erfolgen.
Wegen der oftmals beobachteten Handhabungsprobleme bei Dosieraerosolen ist eine ausführliche Unterweisung in der technischen Durchführung der Inhalation bei jedem Patienten unabdingbar, da nur so eine optimale Aufnahme der Steroide erzielt werden kann. Die vereinzelt aufgrund des Kältereizes angegebenen Unverträglichkeiten lassen sich in der Regel problemlos durch Benutzung einer vorgeschalteten Inhalationshilfe (Nebulator®) beseitigen. Gleichzeitig kann durch diese Vorsatzkammer eine sichere Erhöhung der Atemwegsdeposition und Reduktion oropharyngealer Nebenwirkungen erreicht werden [30].
Als lokale Nebenwirkungen wurde in Abhängigkeit von der zugeführten Konzentrationen zwischen 3–13% (im Mittel unter 5%) pharyngealer Pilz- und Soorbefall beobachtet. Dabei handelt es sich vornehmlich um Candida albicans-(68%) und Candida tropica-(12%) Besiedlungen [8, 44]. Ein Candidabefall der unteren Atemwege als Folge dieser Therapieform wurde bisher nicht festgestellt. Zur Verhütung einer oropharyngealen Candida-Besiedlung sowie der Resorption des Steroids in diesem Atemwegsabschnitt sind Mundspülungen nach der Inhalation bzw. Anwendung eines Nebulators® empfehlenswert.
Die immer wieder beklagte Heiserkeit (reversible Myopathie der Kehlkopfmuskulatur) stellt ebenso wie ein trockener Mund eine der häufigsten unerwünschten Wirkungen bei inhalativ applizierten Steroiden dar. Daneben können auch eine brennende und/oder eine belegte Zunge [44] sowie pharyngeale Reizungen auftreten. Bronchiale Schleimhautatrophien konnten auch nach langjährigere Anwendung bisher nicht nachgewiesen werden [29].
Systemische Nebenwirkungen, wie z. B. Kortisolsuppression, werden in der Regel erst nach Überschreiten individueller „Grenzdosen" beobachtet. Dennoch können bereits unterhalb dieser individuellen Schwellenkonzentrationen systemische Glukokortikoideffekte, wie z. B. Besserung von Hauterkrankungen und arthrotischer Beschwerden in Einzelfällen beobachtet werden.

Intravenöse Anwendung wasserlöslicher Glukokortikoide

Der Einsatz wasserlöslicher Glukokortikoidzubereitungen zur Therapie obstruktiver Atemwegserkrankungen gehört zum Standardprogramm der Sofortmaßnahmen [10]. Dennoch wird der Wert dieser Behandlung für den Akutfall sehr unterschiedlich beurteilt und die Effektivität vereinzelt in Frage gestellt [35, 21]. Das liegt vor allem daran, daß die in kritischen Situationen erhofften „Soforteffekte" während oder unmittelbar nach der intravenösen Applikation fehlen. Diese Erwartung ist aber aus biopharmazeutischen und pharmakologischen Gründen nicht zu realisieren. Die Ursache hierfür ist einmal, daß die zur intravenösen Applikation formulierten Glukokortikoidzubereitungen als Prodrugs in Form spritzfertiger Lösungen als Phosphatester des Dexamethasons und des Triamcinolonacetonids sowie als unmittelbar vor der Injektion aufzulösende Hemisuccinatester des Methylprednisolons bzw. Prednisolons zur Verfügung stehen. Injiziert wird somit jeweils eine praktisch kaum wirksame Vorstufe, die erst durch Abspaltung des C-21 Esters (Tab. 6) in den biologisch aktiven Steroidalkohol überführt werden kann (Abb. 10c). Diese Hydrolyse läuft bei Phosphat- und Hemisuccinatestern unterschiedlich schnell ab. Während bei hochdosierten Phosphaten für die Esterspaltung der halben Substanzmenge etwa 5–9 Min. und nach niedriger Dosis zwischen 4–5 Min. benötigt wird, bedarf es bei den Hemisuccinaten nach hoher Dosis etwa 23–24 Min. und nach niedriger Dosierung ca. 15–18 Min. Diese Ergebnisse verdeutlichen, daß der Wirkungsbeginn von intravenös applizierten wasserlöslichen Glukokortikoiden je nach Veresterung und Dosis, frühestens etwa 10–15 Min. nach Injektion erwartet werden kann. Dabei zeichnen sich Phosphatester im Ver-

Tabelle 6 Plasmahalbwertzeit (HWZ) unterschiedlicher Glukokorticoide (als Ester und freier Alkohol) sowie molare Plasmakonzentrationen des freien Alkohols nach i. v. Injektion in „äquivalenter“ hoher und mittelhoher Dosierung

Glukokortikoid	Ester	Dosis	HWZ		Plasma-Konz. (-OH) Std. oberhalb von:		
			Ester	Alkohol			
	(C_{21})	(mg)	(Min)	(Min)	10^{-5}	10^{-6}	10^{-8} (Mol/l)
Prednisolon (Solu-Decortin H)	HS	1200	23	222	6,8	19,3	43,5
M-Prednisolon (Urbason sol.)	HS	1000	24	220	5,3	17,5	41,7
Dexamethason (Fortecortin sol.)	PO_4	200	9	210	1,3	11,0	34,0
Triamcinolonacetonid (Volon A sol.)	PO_4	1000	9	88	1,5	6,2	15,7
Prednisolon (Solu-Decortin H)	HS	100	18	210	∅	3,0	28,0
M-Prednisolon (Urbason sol.)	HS	80	15	162	∅	2,8	20,0
Dexamethason (Fortecortin sol.)	PO_4	20	5	212	∅	1,0	24,8
Triamcinolonacetonid (Volon A sol.)	PO_4	80	3–4	87	∅	0,7	10,8

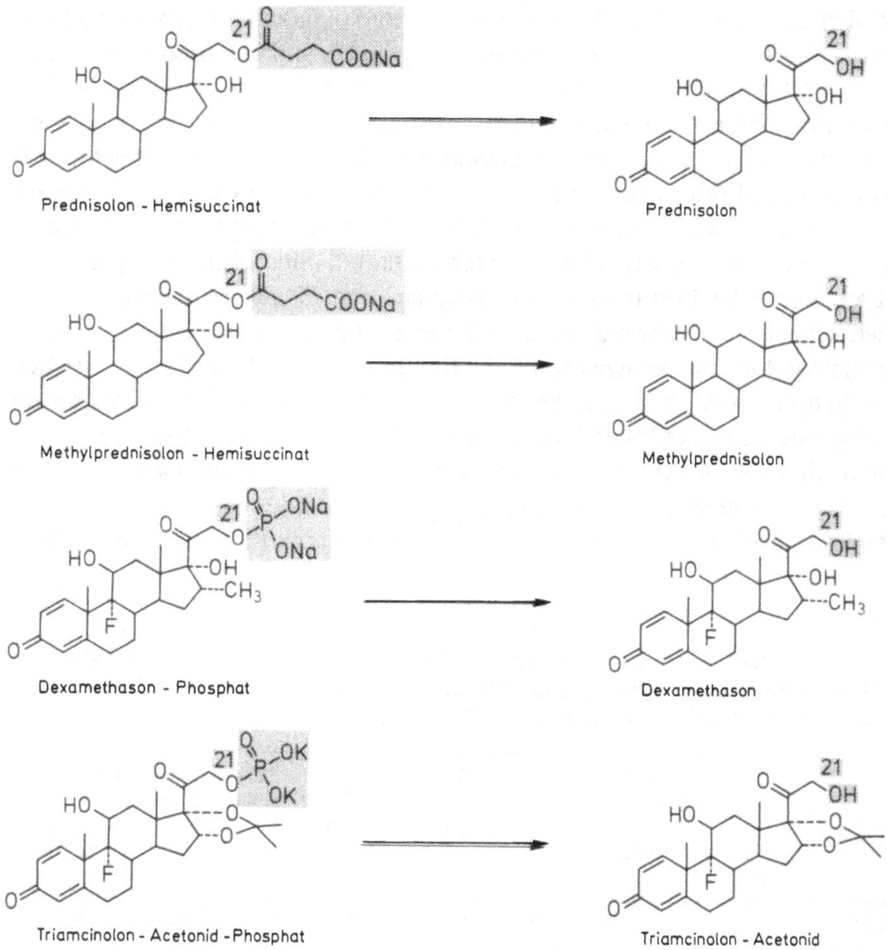

Abb. 10c Synopsis der handelsüblichen wasserlöslichen Glukokortikoidzubereitungen, die als Prodrugs in Form von C 21-phosphat- bzw. -hemisuccinatester vorliegen. Erst nach Hydrolyse wird der biologisch aktive C_{21}-Alkohol gebildet.
Prednisolon-Hemisuccinat = PHS
Methylprednisolon-Hemisuccinat = MPHS
Dexamethason-Phosphat = DP
Triamicinolonacetonid-Phosphat = TCAP

gleich zu Hemisuccinatestern nicht nur durch den praktischen Vorteil, bereits in spritzfertiger Form vorzuliegen aus, sondern auch dadurch, etwas schneller als die Hemisuccinate aus dem Prodrug in den wirksamen Steroid-Alkohol umgewandelt zu werden.

Weiterhin ist für die klinische Wirksamkeit die Höhe und Dauer der jeweiligen Steroidplasmaspiegel wichtig. So liegen Prednisolon und Methylprednisolon im Vergleich zu den anderen Substanzen jeweils länger in dem, für eine unspezifische

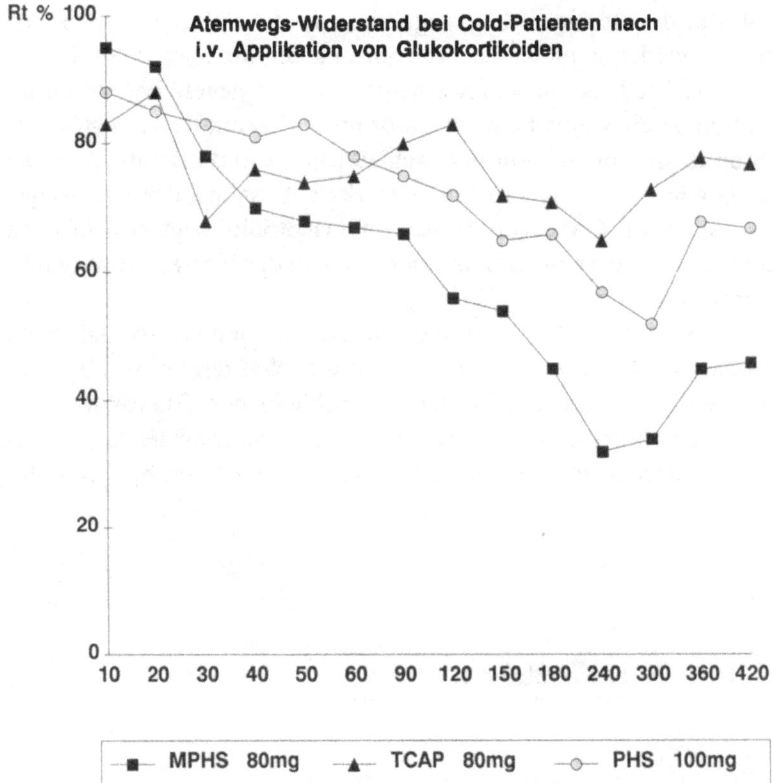

Abb. 11 Verhalten des Atemwegwiderstandes (R_t) bei Patienten mit chronischer obstruktiver Atemwegserkrankung nach einmaliger Applikation unterschiedlicher wasserlöslicher Glukokortikoidzubereitungen in „äquivalenter" Dosierung: Rt-Abfall in % des Ausgangswertes in Abhängigkeit zur Zeit (Min.)
MPHS = 6-alpha-Methylprednisolonhemisuccinat (Urbason solubile (80mg))
TCAP = Triamcinolonacetoniddikaliumphosphat (Volon A solubile (80mg))
PHS = Prednisolonhemisuccinat (Solu-Decortin H (100mg))

Wirkung infrage kommenden Konzentrationsbereich und weisen gemeinsam mit dem Dexamethason eine mehr als doppelt solange terminale Halbwertszeit von etwa 3,5 Std. aus, während das Triamcinolonacetonid nach ca. 1,7 Std. zur Hälfte eliminiert ist und daher eine erheblich kürzere Wirkdauer hat [6, 7, 27, 28].
Untersuchungen von Podlesch und Ulmer [33] sowie eigene Beobachtungen (Abb. 11) zum Einfluß verschiedener, mittelhoch dosierter, wasserlöslicher Glukokortikoidpräparate auf den Atemwegswiderstand (Rt) bei Patienten mit akuter Exazerbation einer obstruktiven Ventilationsstörung, ergaben zwischen 10 und 20 Minuten post appl. bereits eine Abnahme des Atemwegswiderstandes. Im Mittel

wurde etwa nach 4 Std. der stärkste Abfall registriert. In der Folgezeit kam es bei den meisten Patienten wieder zu einem leichten Anstieg der Resistance. Stellt man die Veränderungen von Prednisolon und Methylprednisolon gegenüber, so ist innerhalb der ersten Stunde ein weitgehend gleichförmiger Rt-Abfall zu registrieren. Erst von der 2. Stunde an läßt sich ein unterschiedlicher Trend erkennen, wobei das Methylprednisolon insgesamt die prozentual stärkste Abnahme des Atemwegswiderstandes aufweist. Nach Gabe von Triamcinolonacetonid zeigt sich in etwa eine Stabilisierung über ungefähr 4–5 Std. auf dem Niveau der Werte, die ca. 40–50 Min. post appl. erreicht wurden.
Innerhalb der gesamten Untersuchungsgruppe zeichnet sich jedoch ab, daß nicht alle Patienten spontan auf Glukokortikoide ansprechen. Während etwa 60% der untersuchten Patienten bereits nach Gabe der unterschiedlichen Glukokortikoidpräparate mit einem Abfall der erhöhten bronchialen Strömungswiderstände reagieren, ist bei einer zweiten Gruppe erst nach zusätzlicher Gabe von β_2-Sympathi-

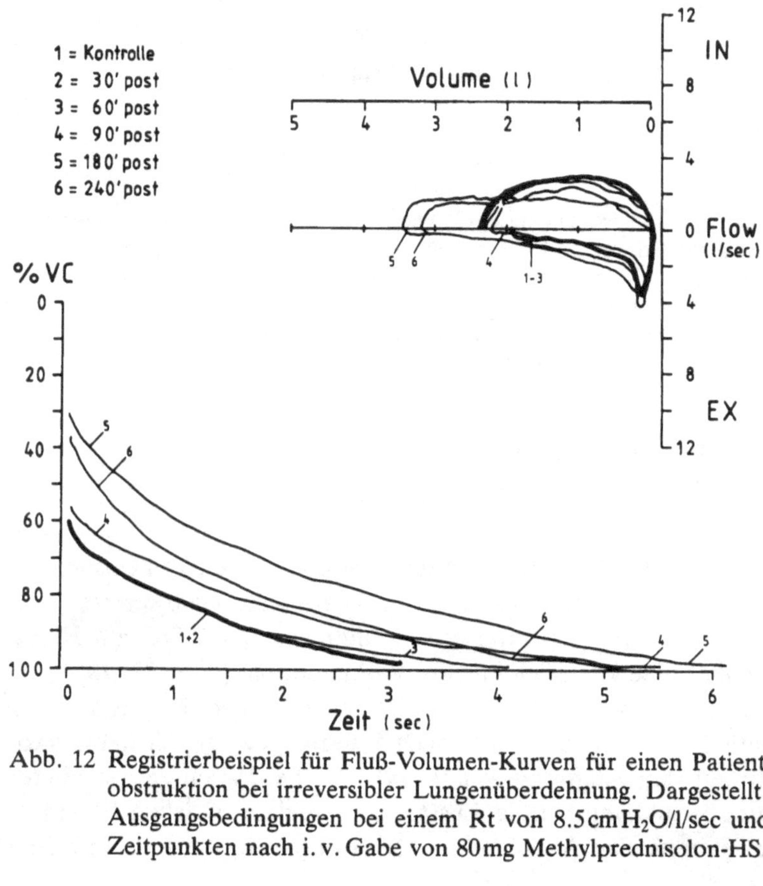

Abb. 12 Registrierbeispiel für Fluß-Volumen-Kurven für einen Patienten mit Atemwegsobstruktion bei irreversibler Lungenüberdehnung. Dargestellt sind Kurven unter Ausgangsbedingungen bei einem Rt von 8.5 cm H_2O/l/sec und zu verschiedenen Zeitpunkten nach i. v. Gabe von 80 mg Methylprednisolon-HS.

komimetika eine Abnahme der Resistance zu erzielen, obwohl die Patienten unmittelbar vor der Glukokortikoidgabe nicht mehr auf adrenerge Substanzen ansprachen. Etwa 10–15% der gesamten Patienten hingegen zeigten eine kaum meßbare Beeinflussung der erhöhten bronchialen Widerstände. Dennoch gaben sie nach etwa einer halben Stunde eine subjektive Besserung an. Bei diesen Patienten, die überwiegend ein ausgeprägtes Lungenenphysem hatten (IGV größer als 160% des Sollwertes), konnten in den ersten 2 Stunden nach der Steroidgabe keine wesentlichen Änderungen der atemmechanischen Parameter gefunden werden. Erst etwa 2–3 Std. post appl. von 80 mg Methylprednisolon ließ sich eine gesteigerte Vitalkapazität bei verlängertem Exspirium und eine Verminderung der Atemwegswiderstände ohne signifikanten Anstieg der Expirationsstromstärken registrieren (Abb. 12–15).

In der zweiten Gruppe mit reversibler Lungenüberblähung, trat bereits 10–15 min post appl. ein Abfall des Atemwegswiderstandes ein, der im wesentlichen auf einer

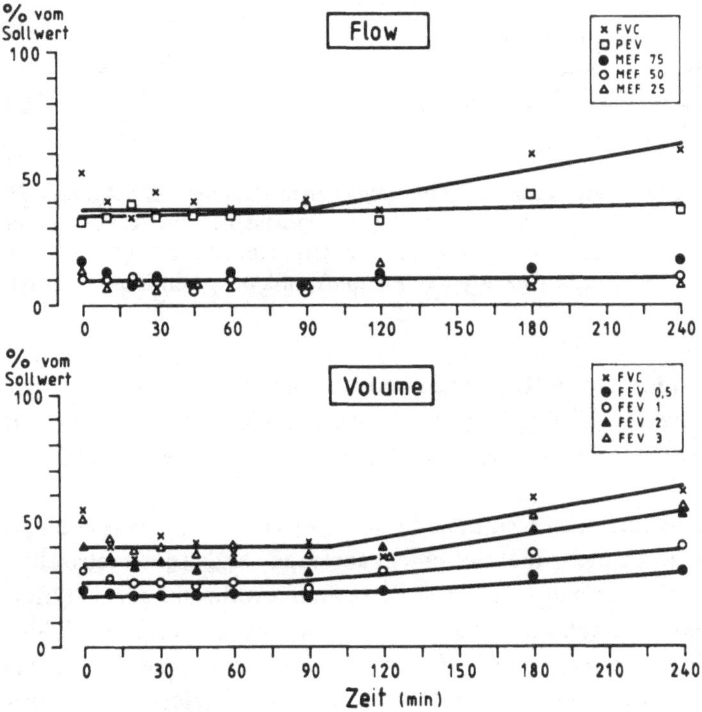

Abb. 13 Verhalten der maximalen exspiratiorischen Gasströmung (PEF) sowie der forcierten exspiratorischen Gasströmung (MEF_{75}, MEF_{50} und MEF_{25}) bei dem in Abb. 12 dargestellten Registrierbeispiel für einen Patienten mit irreversibler Lungenüberdehnung (obere Bildhälfte). In der unteren Bildhälfte sind das forcierte exspiratorische Volumen (FVCE), sowie die zu verschiedenen Zeitpunkten der Exspiration ausgeatmeten Volumina in Abhängigkeit von der Exspirationszeit dargestellt

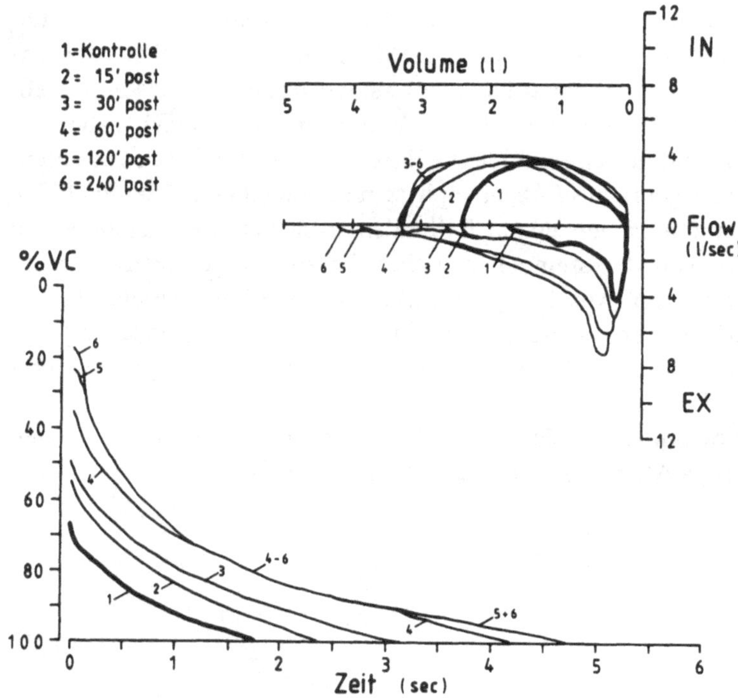

Abb. 14 Registrierbeispiel für Fluß-Volumen-Kurven bei einem Patienten mit Atemwegsobstruktion bei reversibler Lungenüberblähung. Dargestellt sind Kurven unter Ausgangsbedingungen bei einem Atemwegswiderstand von 12.2. cmH_2O/l/sec und zu verschiedenen Zeitpunkten nach parenteraler Applikation von 80 mg Methylprednisolon.

Verminderung der exspiratorischen Resistance beruht. Nachdem bereits initial das IGV vermindert und die FVCE deutlich erhöht waren, konnten zum späteren Zeitpunkt auch zusätzliche Steigerungen der Ausatemstromstärken beobachtet werden.

Bei Kontrolluntersuchungen gleicher Patienten ohne Steroid-Gabe in vergleichbaren Ausgangssituationen zeigten die atemmechanischen und spirometrischen Funktionsgrößen bei ähnlich hohen Ausgangswiderständen während der 3-stündigen Untersuchungsphase im Unterschied zu den Lungenfunktionswerten nach Steroidgabe sogar noch eine weitere leichte Zunahme der Atemwegswiderstände. Weder die forcierten exspiratorischen Stromstärken noch die forcierten exspirierten Volumina wurden gegenüber den Ausgangswerten verbessert.

Aus den dargelegten Untersuchungsergebnissen und einschlägigen Literaturangaben läßt sich somit folgern, daß nach alleiniger i.v. Gabe mittelhochdosierter wasserlöslicher Glukokortikoide bei einem Teil der untersuchten Patienten eine bronchospasmolytische Wirkung erzielt werden kann. Ein deutlicher und früh einsetzender Abfall des bronchialen Widerstandes verbunden mit einer Steigerung der

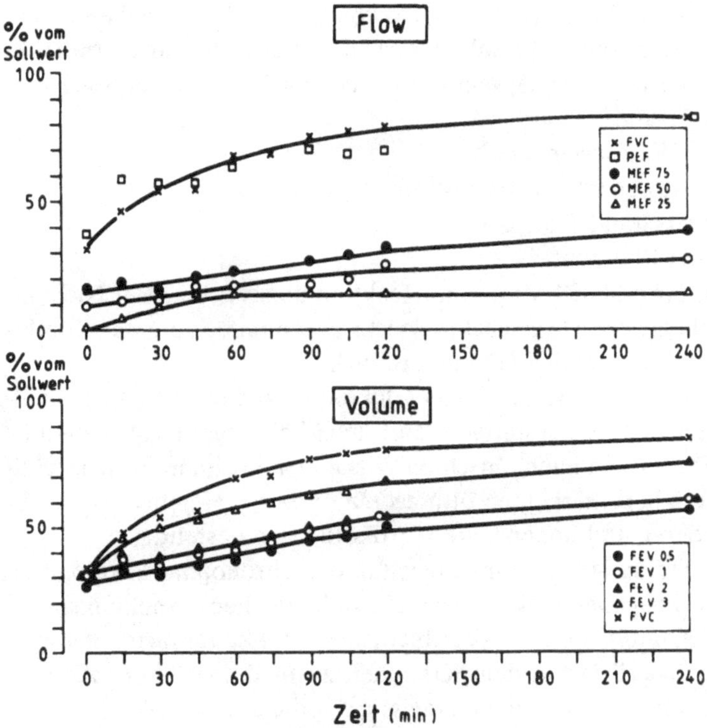

Abb. 15 Verhalten der maximalen exspiratorischen Gasströmung (PEF) sowie der forcierten exspiratorischen Gasströmung (MEF_{75}, MEF_{50} und MEF_{25}) bei dem in Abb. 14 dargestellt Registrierbeispiel für einen Patienten mit reversibler Lungenüberdehnung (obere Bildhälfte). In der unteren Bildhälfte sind das forcierte exspiratorische Volumen (FVCE), sowie die zu verschiedenen Zeitpunkten der Exspiration ausgeatmeten Volumina in Abhängigkeit von der Exspirationszeit dargestellt.

Vitalkapazität und Exspirationsstärke zeigte sich vornehmlich bei jüngeren Patienten mit reversibler oder fehlender Lungenüberblähung. Demgegenüber ergab sich bei älteren Patienten mit Lungenemphysem lediglich eine spät einsetzende, vergleichbar schwache bronchospasmolytische Wirkung, wobei die Vitalkapazität ohne Steigerung der Exspirationsstärke zunahm.

In der Regel sind für den akuten Einsatz in Exazerbationsphasen Dosen zwischen 25–100 mg Dosisäquivalent Prednisolon ausreichend. Nur im Status asthmaticus werden vereinzelt Dosierungen von 250 bis 1000 mg nötig. Die Wahl der ausreichenden Dosis spielt offenbar eine wichtige Rolle. So konnte in Untersuchungen von Haskell et al. [14] gezeigt werden, daß die Dosishöhe einen wesentlichen Einfluß auf die Geschwindigkeit der Besserung des Krankheitsbildes ausübt. Es ist daher schwer standardisierte Dosisempfehlungen auszusprechen, da die Dosierungen dem jeweiligen Krankheitsbild angepaßt sein müssen. Ihr Wert kann also nur darin bestehen, einen ungefähren Anhalt für das therapeutische Vorgehen zu geben. Aus praktischer Erfahrung empfiehlt es sich, bei akuten Atemwegsobstruktionen die intravenöse Steroidtherapie wahlweise in den nachfolgend vorgeschlagenen Dosierungen einzuleiten:

50–100 mg Prednisolon-Hemisuccinat
40–80 mg 6-alpha-Methylprednisolon-Hemisuccinat
40–80 mg Triamcinolonacetonid-Phosphat
10–20 mg Dexamethason-Phosphat

Nach der Injektion ist etwa 20–30 Min. eine Reaktion abzuwarten. Bei Nichtansprechen sollte dann die gleiche Dosis nachinjiziert werden unter erneuter Kombination mit β_2-Sympathatikomimetika (Dosier-Aerosol).

Da sich die Beurteilung der Wirksamkeit von Glukokortikoiden nicht ausschließlich an den erwünschten Effekten orientieren darf, muß bei klinischer Anwendung ebenso Ausmaß und Dauer von unerwünschten Wirkungen kritische Berücksichtigung finden, zumal gerade dieserhalben oftmals eine gewisse Hemmschwelle für den Akut-Einsatz mittlerer und hoher Glukokortikoiddosen besteht.

Prinzipiell ist die Entscheidung, wann im Einzelfall den chronopharmakologisch-orientierten oralen Dosisregimen bzw. einer mehr individuellen, krankheitsbezogenen Therapie durch Kombination der verschiedenen Applikationsarten der Vorzug zu geben ist, ausschließlich von dem Krankheitszustand sowie vom Ansprechen des Patienten auf die Behandlung abhängig; sie sollte sich jeweils am Erhalt ausreichender therapeutischer Effekte bei möglichst weitgehender Minimierung unerwünschter Wirkungen orientieren. Die Wechselwirkungen mit dem HT-HVL-NNR-System müssen dabei zwar immer im Auge behalten werden, können aber nicht die ausschließliche Leitlinie für die Art des Einsatzes und der Dosierung von Glukokortikoiden darstellen.

Literatur

[1] Barnes, P., G. Fitzgerald, M. Brown et al.: Nocturnal asthma and changes in circulating epinephrine, histamine and cortisol. New Engl. J. Med. **303** (1980) 263–267.

[2] Baxter, J. D., G. G. Rousseau: Glukokortikoid hormone action: An overview. In: J. D. Baxter, G. G. Rousseau (eds.): Glucokortikoid hormone action. Springer Verlag, Berlin 1979.

[3] Blackwell, G. J., R. Carnuccio, M. Di Rosa et al.: Macrocortin: Polypeptide causing the antiphospholipase effect of glucocorticoids. Nature **287** (1980) 147.

[4] Buller, R. E., B. W. O'Malley: The biology and mechanism of steroid hormone receptor interaction. Biochem. Pharmacol. **25** (1976) 1–12.

[5] Ceresa, F.: Chronopharmacological attempt to avoid the inhibitory corticoid effect during long-term treatment. Chronobiologica **1** (1974) 271–278.

[6] Derendorf, H., H. Möllmann, P. Rohdewald et al.: Pharmacokinetics of methylprednisolone and its hemisuccinate ester. Clin. Pharm. Ther. **37** (1985) 502–507.

[7] Derendorf, H., P. Rohdewald, H. W. Möllmann et al.: Pharmacokinetics of Prednisolone after high doses of Prednisolone Hemisuccinate. Biopharmaceutics and Drug Disposition, **6** (1985) 423–432.

[8] Dingleton, W. W., R. C. Bone, G. R. Kerby: Oropharyngeal candidasis in patients treated with triamcinolone acetonide aerosol. J. Allergy clin. Immunol. **60** (1977) 254–258.

[9] Dickson, W., C. E. Hall, M. Ellis et al.: Beclomethasone dipropionate aerosol in childhood asthma. Arch. Dis. Childh. **48** (1973) 671–683.

[10] Ellul-Micallef, R.: The acute effects of corticosteroids in bronchial asthma. Europ. J. resp. Dis. **63** (1982) 118–125.

[11] Ellul-Micallef, R., F. F. Fenech: Effect of i.v. prednisolone in asthmatics with diminished adrenergic responsiveness. Lancet **II** (1975) 1269–1271.

[12] Fehm, H. L., K. H. Voigt, G. Kummer et al.: Differential and integral corticosteroid feed-back effects on ACTH secretion in hypoadreno-corticocism. J. Clin. Invest. **63** (1979) 247.

[13] Harding, S. M.: Mode of action of glucocorticoids. Allergologie **3** (1980) 214–218.

[14] Haskell, R. J., B. M. Wong, J. E. Hansen: A double-blind, randomized clinical trial of methylprednisolone in status asthmatics. Arch. Intern. Med. **143** (1983) 1324–1327.

[15] Hellmann, L. F., F. Nakada, J. Curti et al.: Cortisol is secreted episodically by normal man. J. Clin. Endocr. **30** (1970) 411–422.

[16] Hellmann, L., E. D. Weitmann, H. Roffarg et al.: Cortisol is secreted episodically in Cushing's syndrome. J. Clin. Endocr. **30** (1970) 686–689.

[17] Krieger, A. W., F. Rizzo, H. Krieger: Characterization of the normal temporal pattern of plasma corticosteroid levels. J. Clin. Endocrinol. Metab. **36** (1971) 1058.

[18] Laursen, L. C., E. Taudorf, B. Weeke: High-dose inhaled budesonide in treatment of servae steroid-depended asthma Eur. J. Resp. Dis. 68, 1986, 19–28.

[19] Lindgren, S.: Experience of local inhalation of beclomethasone dipropionate (becotide) in the treatment of adult steroid-dependent asthmatic patients. Scand. J. Respir. Dis. **58** (1977) 163–172.

[20] Mackay, J. B.: The impact of Beclomethasone dipropionate aerosol on patients with reversible airways obstruction attending a chest clinic. Postgrad. Med. J. **51** (1975) 37–41.

[21] Mc Fadden, E. R., R. Kiser, W. J. de Groot et al.: A controlled study of the effects of single doses of hydrocortisone on the resultion of acute attacks of asthma. Amer. J. Med. **60** (1976) 52.

[22] Mellis, C. M., P. D. Phelan: Asthma deaths in children – a continuing problem. Thorax **32** (1977) 29–34.

[23] Möllmann, H. W., H. Brauwers, H. Wagner et al.: Sind oral applizierte „äquivalente“ Dosen von Glukokortikoiden wirkungsgleich? Therapiewoche **30** (1980) 1322–1330.

[24] Möllmann, H. W., H. Brauwers, H. Wagner et al.: Vergleichende Untersuchungen über den Einfluß verschiedener triamcinolonhaltiger Kristallsuspensionen auf den endogenen Plasmacortisolspiegel. Therapiewoche **30** (1980) 1068.

[25] Möllmann, H. W., W. T. Ulmer, E. W. Schmidt: Klinisch-pharmakologische Aspekte der Glukokortikoidtherapie bei chronisch obstruktiven Atemwegserkrankungen. Atemw.-Lungenkrkh. **7** (1981) 233.

[26] Möllmann, H. W., P. Rhodewald, E. W. Schmidt et al.: Pharmacocinetics of triamcinolone acetonide and its phosphate ester. Eur. J. Clin. Pharmacol. **29** (1985) 85–89.

[27] Möllmann, H. W., J. Barth: Glukokortikoidtherapie des ARDS-Grenzen und Möglichkeiten. III. Lübecker Notfallsymposium (1987). W. Zuschwerdt Verlag, München, Bern, Wien, San Francisco 1987.

[28] Möllmann, H. W., J. Barth, J. Müller et al.: Drug-related Damage to the Respiratory

Tract. Pulmonary Complications in intensive care patients therapeutic approaches for the treatment of ARDS. BGA-10th scientific Symposium (1986). MMV Medizin-Verlag München 193–209.

[29] Nakhosteen, J. A.: Histologische Untersuchungen von Bronchialschleimhautbiopsien nach Inhalation von Beclomethason-Dipropionat über 31 Monate. Prax. Pneumol. **33** (1979) 172–176.

[30] Newman, S. P., D. Pavia, F. Moren: Deposition of pressurized aerosols in the human respiratory tract. Thorax **36** (1981) 52–55.

[31] Oyanagiu, Y., S. Suzuki: Vasoregulin, a glucocorticoid-inducible vascular permeability inhibitory protein. Agents and Actions **17** (1985) im Druck.

[32] Ortega, E., C. Rodriguez, L. J. Strand et al.: Effects of Cloprednol and other Corticosteroids on hypothalmic Pituitary-Adrenal Axis Function. J. Int. Med. Res. **4** (1976) 326–337.

[33] Podlesch, I., W. T. Ulmer: Die Wirkung von intravenös appliziertem Prednisolon-21-hemisuccinat-Natrium auf Strömungswiderstände und -geschwindigkeiten in den Luftwegen bei chronisch-obstruktiver Bronchitis. Arzneim.-Forschg. (Drug Res.) **16** (1966) 1684–1686.

[34] Reinberg, A., P. Gervais, M. Chaussade et al.: Circadian changes in effectiveness of corticosteroids in eight patients with allergic asthma. J. Allergy Clin. Immunol. **71** (1983) 425–433.

[35] Reinert, M.: Wirkungseintritt wasserlöslicher Kortikosteroide im Asthmaanfall. Münch. Med. Wschr. **118** (1976) 335–336.

[36] Resch, K.: 5–18 Immunologische und pharmakologische Grundlagen der topischen und systemischen Wirkung. In: Corticosteroide bei Atemwegserkrankungen. Verlag für angewandte Wissenschaften, München 1986.

[37] Rohdewald, P., G. Hochhaus, H. W. Möllmann: Rezeptoraffinitäten handelsüblicher Glukokortikoide zum Glukokortikoid-Rezeptor der menschlichen Lunge. Atemw.-Lungenkrkh. **7** (1981) 233–237.

[38] Sharfstein, S. S., D. S. Sack, A. S. Anthony: Relationship between alternate-day cortico-steroid-Therapy and behavorial Abnormalities. JAMA **248** (1982) 2987–2989.

[39] Schmidt, E. W., H. W. Möllmann, J. Barth et al.: Klinische Bedeutung intravenöser und pernasaler ACTH-Provokationsteste der Nebennierenrindenfunktion bei Patienten mit chronisch-obstruktiver Atemwegserkrankung und langzeitiger Glukokortikoidtherapie. Atemw.-Lungenkrkh. **9** (1983) 284.

[40] Schmidt, E. W., H. W. Möllmann, J. Barth et al.: Vergleichende Untersuchungen zur Glukokortikoidsekretion der Nebennierenrinde unter Stimulation mit ACTH unterschiedlicher Kettenlängen. (ACTH $_{1\text{-}24}$; ACTH $_{1\text{-}17}$). Atemw.-Lungenkrkh. **10** (1984) 402–405.

[41] Schmidt, E. W., H. W. Möllmann, J. Barth: Langzeittherapie. Effekt von Glukokortikoiden auf die Nebennierenrindenfunktion. Atemw.-Lungenkrkh. **3** (1986) 99–104.

[42] Schoenwetter, W. F.: Beclomethasone dipropionate aerosol in treatment of corticosteroid dependent asthma. Minn. Med. **60** (1977) 315–318.

[43] Tanner, A., F. Bochner, J. Caffin et al.: Dose dependent prednisolone kinetics. Clin. Pharmacol. Ther. **25** (1977) 571–578.

[44] Toogood, J. H., B. Jennings, R. W. Greenway: Candidiasis and lysophonia complicating beclomethasone treatment of asthma. J. Allergy clin. Immunol. **65** (1980) 145–153.

[45] Toogood, J. H., J. C. Baskerville, B. H. Jennings: Optional dosage in steroid dependent asthma. In: Mygind, N., Clark, T. J. H. (eds.): Topical steroid treatment of asthma and rhinits, pp. 102–122. Balliere Tindall, London 1980.

[46] Träger, L.: Steroidhormone; Biosynthese Stoffwechsel Wirkung. In: 257–259 Springer-Verlag, Heidelberg – New York 1977.
[47] Ulmer, W. T.: Klinische Erfahrungen mit Beclomethason-Dosieraerosolen bei Patienten mit obstruktiver Atemwegserkrankung. Arzneimittel-Forschung **26** (1976) 2218–2220.
[48] Voigt, K. H., H. L. Fehm: Die normale Regulation der Hypothalamus-Hypophysen-Nebennieren-Achse. Allergologie **3** (1980) 158.
[49] Voigt, K. H., H. L. Fehm: Klinische Pharmakologie der systemischen Glukokortikoidtherapie. Therapiewoche **31** (1981) 6230–6240.
[50] Webb, D. R.: Triamcinolone acetonide by aerosol for chronic bronchial asthma: Effects and adrenal function. J. Allergy clin. Immunol. **57** (1976) 257–262.
[51] Webb, D. R., M. F. Mullarkey, I. M. Freeman: Flunisolide in chronic bronchial asthma. Ann. Allergy **42** (1979) 80–85.
[52] Wettengel, R.: 53–61 Indikationen für eine systemische Steroidtherapie bei chronischem Asthma bronchiale. In: Corticosteroide bei Atemwegserkrankungen. Verlag für angewandte Wissenschaften, München 1985